DE

L'HOMME.

TOME TROISIEME.

DE
L'HOMME
OU
DES PRINCIPES ET DES LOIX

DE

L'INFLUENCE DE L'AME SUR LE CORPS, ET DU CORPS SUR L'AME.

Par J. P. MARAT,

Docteur en Médecine.

TOME TROISIEME.

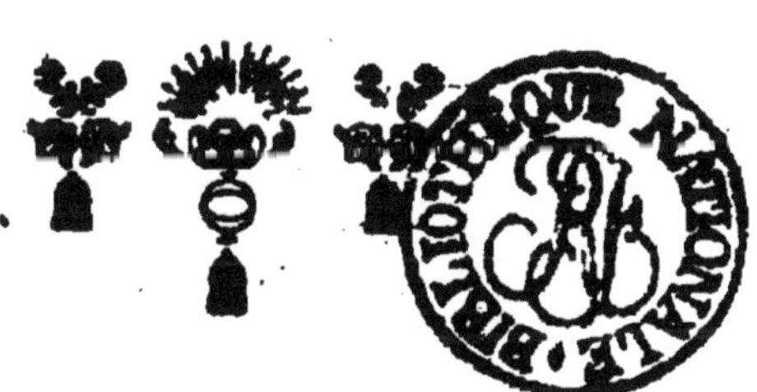

A AMSTERDAM.
Chez MARC-MICHEL REY,
MDCCLXXVI.

AVIS.

LES différentes sections que contient ce troisieme volume ne doivent être regardées que comme un supplément à la partie anatomique qui fait l'objet du premier livre de cet ouvrage. Le lecteur impartial jugera les discussions qu'elles renferment assez interessantes pour trouver place à la suite de ce traité sur une matiere qui ne peut être trop approfondie ni trop expliquée. L'ordre naturel eut, sans doute, exigé qu'elles eussent suivi immédiatement le premier volume, mais l'Auteur a cru qu'elles étoient assez isolées & assez indépendantes pour ne devoir pas déranger l'ordre primitif de son ouvrage : c'est comme un nouveau champ qu'il offre à la curiosité des connoisseurs qui pourront en s'égayant rebattre les buissons.

TABLE DES ARTICLES DU TOME TROISIEME

Suite du Livre Premier.

SECTION SECONDE.

TABLE DES ARTICLES.

SECTION TROISIEME.

SECTION QUATRIEME.

TABLE DES ARTICLES.

SECTION CINQUIEME.

FIN DE LA TABLE.

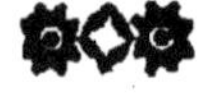

SUITE

SUITE DU

LIVRE PREMIER.

SECTION SECONDE.

Du Corps humain, considéré comme machine qui joue d'elle-même.

J'ai dit que les fonctions vitales sont indépendantes de l'ame, & cela est hors de doute: mais sachons d'abord ce qu'on appelle Vie; puis nous verrons par quel mécanisme elle s'entretient.

Le Corps est une vraie machine hydraulique, composée d'un nombre prodigieux de vaisseaux & de diverses liqueurs. Tant que ces liqueurs circulent dans ces vaisseaux, l'animal est vivant: il ne l'est plus, dès qu'elles cessent entiérement d'y circuler. Le jeu des organes de la circulation fait donc la *vie*; & sa cessation totale constitue la *mort*.

VOYONS maintenant en quoi consiste cette circulation, & comment elle s'execute: mais des liqueurs qui coulent dans nos veines nous ne considérerons ici que le sang, parce qu'il est la principale de toutes, parce que son cours est plus sensible & qu'il a des effets mieux marqués.

De la circulation du sang.

ON parle souvent du mouvement perpétuel comme d'une chimere: il existe toutefois quelque chose d'approchant. Dans la circulation le sang, partant du cœur, est porté par les arteres à toutes les autres parties, d'où il est rapporté par les veines à sa source, pour recommencer pendant toute la vie le même cours.

Ce surprenant mécanisme s'exécute par des causes fort simples, comme on va le voir.

Les organes de la circulation suffisent bien pour former une machine hydraulique, mais non pour lui donner le mouvement : ils garderoient entre eux un éternel repos, sans un moteur propre à les mettre en jeu. Ce moteur est le fluide des nerfs: tâchons donc de découvrir de quelle maniere il opere ce prodige.

Le sang a deux mouvements divers, l'un progressif, l'autre intestin. Dans le premier il est poussé du centre à la circonférence, & ramené de la circonférence au centre, en prenant le cœur pour centre du corps: dans le dernier, ses globules tournoient sur eux mêmes en tout sens. Celui-ci est le principe de la chaleur naturelle, comme je l'ai prouvé quelque (1) part; celui-là fait la circulation proprement dite.

(1) Dans une dissertation sur le feu.

Du mouvement progreſſif du ſang.

CE mouvement eſt produit par une impulſion communiquée. Le cœur en eſt la principale cauſe, les vaiſſeaux ſont les cauſes ſecondaires ; & par la ſimple dilatation & contraction alternative de ces organes s'exécute tout le mécaniſme de la circulation.

LE cœur, dilaté par le ſang qu'y dechargent les veines, ſe contracte peu après. En ſe contractant ſes fibres ſe gonflent & ſe raccourciſſent, ſa pointe eſt ramenée vers ſa baze immobile, ſes côtés ſe compriment & ſes cavités s'appetiſſent: reſſerré en un plus petit eſpace le ſang s'échappe donc dans les tubes artériels abouchés avec ces cavités, & où il ne trouve point de réſiſtance. Après s'être ainſi contracté, le cœur retourne à ſon état naturel : mais bientôt dilaté de nouveau, il se contracte une autre fois, & ainsi de suite pendant tout le cours de la vie.

Ce mécanisme du cœur est aussi celui des vaisseaux; mais il est plus sensible dans les arteres que dans les veines.

Quand on conçoit la structure de ces organes, leur communication réciproque & leurs rapports, on comprend sans peine que leur dilatation est l'effet de la pression de la liqueur qui y est poussée: mais leur contraction par quelle cause est-elle produite? Ce ne peut-être par le simple ressort primitif des fibres qui composent leur tissu: un corps élastique retourne bien à son premier état, dès que la puissance qui le tient comprimé cesse d'agir; mais tant que cette action dure, cette compression dure pareillement. La contraction a donc besoin d'un plus puissant principe. Or ce principe quel est-il?

ON a inventé divers ſyſtémes pour éclaircir cette queſtion : mais ſans nous amuſer à rapporter les moyens que les phyſiciens ont imaginés à ce ſujet, tâchons de découvrir ceux que la nature met en œuvre. Si l'on peut pénétrer ſes ſecrets, ce n'eſt que par l'examen de ſes ouvrages ; conſidérons donc la ſtructure des fibres qui compoſent les organes de la circulation, & conſidérons auſſi les divers états où elles ſe trouvent dans leurs fonctions diverſes.

Mécaniſme de la Contraction.

CES organes de la circulation, ſont tiſſus de fibres muſculaires entrelaſſées les unes avec les autres.

EN ſuppoſant un plan de fibres ainſi diſpoſées : ſi vous rempliſſez leur calibre de quelque, fluide ce plan augmentera néceſſairement en épaiſſeur & diminuera en étendue; car ſon volume ne peut augmenter en tout ſens à la fois.

DES fibres entrelaſſées font les unes ſur les autres des circonvolutions. Plus ces fibres ſont remplies, plus ces circonvolutions ſont conſidérables ; plus auſſi eſt grande l'épaiſſeur du plan, plus ſes extrémités ſe rapprochent, plus ſa longueur diminue.

POUR allonger un pareil plan il faut de néceſſité rétrecir le calibre des fibres & en exclure le fluide qui les remplit. L'expulſion de ce fluide demande une force ſupérieure à celle de ſon impulſion. L'action de cette force ceſſe-t-elle ? à l'inſtant il remplit de nouveau les fibres, leur rend leur calibre naturel, & à tout le plan ſes dimenſions primitives.

LA contraction eſt un mouvement par lequel les extrémités d'un muſcle ſe rapprochent du centre, en resserrant son volume.

A LA violence de ce mouvement, on s'imagine d'abord qu'il doit être produit par une très-vive impulsion du fluide nerveux : mais il n'est que le résultat du ressort organique des fibres, combiné avec la configuration de certains organes & une puissance qui tend à les allonger.

DÉMONTRONS la vérité de cette assertion.

ON distingue les vaisseaux sanguins en veines & en arteres. Considérés relativement à leur figure ces vaisseaux sont des especes de tubes cylindri-coniques allongés, dont la base est au cœur & le sommet à la surface du corps. Je dis des especes de tubes cylindri-coniques ; car leur figure est irréguliere : ils vont bien en diminuant à mesure qu'ils se ramifient ; mais ils paroissent presque cylindriques lorsqu'ils se prolongent sans se diviser.

CHACUN

CHACUN de ces vaiſſeaux eſt formé de deux tuniques (2) muſculaires exactement ſemblables, à cela près, que l'externe eſt beaucoup plus épaiſſe dans les arteres que dans les veines.

CES tuniques ſont tiſſues l'une de fibres ſpirales, l'autre de fibres longitudinales, parallelement adoſſées les unes aux autres; & c'eſt à l'aide de ce double plan que s'exécute leur mouvement oſcillatoire.

LORSQUE ces fibres ſont vuides de leur fluide, elles ſe trouvent dans un état de relâchement, ſans autre reſſort que leur élaſticité primitive. Alors elles forment un tube flaſque, dont les parois ſont le plus minces poſſible, le calibre le plus large, & la longueur la plus grande.

(2) Quelques anatomiſtes ont multiplié le nombre de ces tuniques juſqu'à cinq; mais il n'y en a proprement que deux : l'une interne, liſſe ſerrée & tranſparente; l'autre externe, tiſſue de fibres ſpirales & tapiſſée d'un grand nombre d'artérioles, de veinules de glandules, & de ramifications nerveuſes la cellulaire n'eſt qu'acceſſoire, la tendineuſe ne differe point de la cellulaire, la glanduleuſe n'eſt pas conſtante.

Si vous le remplissez de quelque liqueur, ses parois, n'ayant à opposer à la pression de la colonne que la foible résistance de leur tissu, n'auront aucune réaction sensible, & ne pourront jamais par conséquent se mettre en équilibre avec elle. Ainsi distendues, elles ne pourront même reprendre leur élasticité, à moins que cette pression ne vienne à cesser. Que si elle excédoit de beaucoup leur résistance, comme dans le cas d'une plénitude extrême du vaisseau, elles perdroient peu-à-peu leur élasticité pendant que la pression dureroit; & si son action étoit continuée trop long-temps, elles la perdroient tout-à-fait.

Mais lorsque ces fibres sont médiocrement gonflées de leur fluide, elles forment un tube dont les parois, devenues plus épaisses, tiennent le milieu entre le relâchement & la rigidité, & dont le calibre & la longueur sont moindres que dans le cas précédent.

Si l'on remplit ce tube de quelque liqueur, elle n'en élargira le calibre qu'au moment que la force de sa colomne deviendra supérieure à la résistance des parois. Cesse-t-elle de l'être? Les parois livrées à leur ressort, réduisent le calibre à son premier diametre. Or ce que nous venons de supposer ici est précisement ce qui arrive dans la circulation. Le sang est cette liqueur qui remplit les vaisseaux; & le suc nerveux, ce fluide qui gonfle leurs fibres: mais il y a quelque chose de particulier à observer dans le mécanisme de ces organes.

Poussé dans les arteres par le cœur, le sang élargit leur calibre d'abord un peu, ensuite jusqu'au point où il contrebalance la force de leurs tuniques, puis davantage: mais dès cet instant l'équilibre cesse; l'action de la liqueur, devenue supérieure, (3) écarte les membranes du

(3) Comme les parois sont tissues d'un double plan de fibres, pour produire cet écartement il faut que la force supérieure de la colomne de liqueur allonge & rétré-

vaiſſeau au-delà de ſon diametre naturel; leur fluide eſt donc comprimé plus qu'à l'ordinaire. Un fluide élaſtique (4) augmente en reſſort à raiſon de ſa compreſſion. Comprimé à l'excès, le fluide nerveux ſe dilate enfin avec violence, élargit les fibres où il eſt contenu, les raccourcit & les contracte: ainſi les tuniques du vaiſſeau réagiſſent puiſſamment ſur la colomne de liqueur qui les preſſoit; celle-ci cede à ſon tour autant qu'elle a fait céder. Mais bientôt cette force ſupérieure des tuniques ſe perd par la trop grande

ciſſe les fibres ſpirales, & qu'elle les faſſe étrangler par les fibres longitudinales ſi elles ſont entrelaſſées, ou qu'elle les preſſe contre les ſpirales ſi elles ne ſont qu'adoſſées.

(4) L'élaſticité de ce fluide eſt démontrée par le reſſort qu'il donne aux fibres quand il abonde, & par l'atonie où ſa perte les fait tomber. [illegible] vrai qu'un muſcle a moins de maſſe, contracté [illegible]ché; mais dans le relâchement le ſang remplit [illegible] vaiſſeaux de cet organe; il en eſt expulſé dans la contraction. Or le volume de cette liqueur, ajouté au volume du muſcle contracté, eſt beaucoup plus grand que celui de ce même muſcle dans l'état de relâchement. Que ſi l'on fait attention à la petite quantité de fluide nerveux néceſſaire pour contracter nos organes, on ſera convaincu qu'il ne peut augmenter leur volume que par ſon expanſion, ſon élaſticité.

expanſion de leur fluide ; la foibleſſe reſpective de la colonne ceſſe en même temps ; l'équilibre ſe rétablit entre ces deux puiſſances, & le calibre du vaiſſeau retourne à ſon diametre. Enſuite il ſe trouve gonflé d'une nouvelle liqueur, qui produit les mêmes phénomenes. Or cette dilatation & cette contraction alternative du vaiſſeau forment ſon *mouvement oſcillatoire.*

Si l'oſcillation des veines eſt moins marquée que celle des arteres, ce n'eſt pas que le mécaniſme en ſoit différent ; mais c'eſt que la force du cœur eſt affoiblie à l'extrêmité des ramifications artérielles où les ramifications veineuſes prennent leur origine. D'ailleurs, en paſſant d'un tube étroit dans un plus large, le ſang coule d'un cours plus tranquille.

Il eſt donc clair que la contraction des vaiſſeaux ſanguins n'eſt autre choſe que l'effet du reſſort organique des fibres musculaires, mis en jeu par la pression d'une colomne de liqueur. Prouvons que celle du cœur a le même principe.

Le cœur est un organe de figure conique, composé de plusieurs muscles formés eux-mêmes d'autres muscles plus petits. Cet organe est tissu d'un double plan de fibres. Celles de la couche externe s'étendent obliquement de gauche à droite en remontant vers sa base : celles de la couche interne s'étendent obliquement de droite à gauche en descendant vers sa pointe ; de telle sorte que ces deux plans font un espece de contour spiral.

Les muscles du cœur forment deux grandes cavités oblongues nommées *ventricules*, & deux autres plus petites nommées *oreillettes*.

Les ventricules sont situés latéralement entre la pointe & la base, un de chaque coté, & ils occupent presque toute la capacité de cet organe. Les oreillettes ſont placées à la baſe, chacune au-deſſous de chaque ventricule. (5)

DANS ces cavités s'ouvrent quatre grands vaiſſeaux (6), dont deux veines & deux arteres: celles-ci s'ouvrent dans les ventricules; celles-là dans les oreillettes.

CHAQUE oreillette forme une eſpece d'entonnoir, qui s'abouche avec un ventricule à l'aide d'un *Sphincter* propre à s'ouvrir & ſe fermer.

CES cavités ont toutes une valvule

(5) L'oreillette droite eſt plus grande que la gauche, mais le ventricule gauche eſt trois fois plus grand que le droit; il eſt auſſi tiſſu de membranes plus epaiſſes. En examinant l'uſage de ces organes, on découvre aiſément la raiſon de ces différences. Il eſt de fait qu'il revient plus de ſang au cœur par la veine cave que par la pulmonaire: ainſi l'oreillette droite, étant deſtinée à recevoir le ſang de la veine cave, doit-être la plus grande. A l'égard du ventricule gauche comme il eſt deſtiné à pouſſer le ſang dans tout le corps, & que les fortes tuniques de l'aorte, conjointement à ſes replis tortueux, lui oppoſent beaucoup plus de réſiſtance que les foibles tuniques de l'artere pulmonaire ſans replis n'en oppoſent à celle du ventricule droit, on ſent qu'il doit être & plus gros & plus fort.

(6) Le cœur eſt ſuſpendu dans le *péricarde* par ces quatre vaiſſeaux, de maniere que ſes mouvements ſont libres en tout ſens.

qui empêche le reflux de la liqueur qui circule; & chacune se contracte & se dilate alternativement. L'oreillette droite, en se contractant, pousse le sang qu'elle reçoit de la cave dans le ventricule droit: dilaté par cette impulsion, celui-ci se contracte & le pousse à son tour dans l'artere pulmonaire, qui le porte aux poumons, où il s'atténue & se revivifie. L'oreillette gauche reçoit le sang qui revient des poumons par la veine pulmonaire; en se contractant elle le décharge dans le ventricule du même côté, qui le pousse dans l'aorte: celle-ci le porte par tout le corps, d'où le superflu est rapporté par la cave dans l'oreillette droite, pour recommencer le même cours.

D'APRÈS cette idée de la construction du cœur, des rapports de ses parties, & de son mouvement oscillatoire, faisons voir le mécanisme de sa contraction, mais dans une de ses cavités seulement; & laissons au lecteur le soin d'en faire l'application aux autres.

Le ventricule droit est formé d'un double plan de fibres musculaires, dont les directions sont opposées. Ce plan peut être regardé comme deux muscles minces & larges, dont les extrémités à la base du cœur sont charnues, celles à sa pointe tendineuses.

Mais les fibres musculaires n'ont pas dans toute leur longueur même calibre. A l'origine du muscle, ce calibre est assez large; il l'est d'avantage au milieu; & il diminue à mesure qu'il approche de l'extrêmité tendineuse, jusqu'à-ce que dans le tendon il est si étroit, qu'il admet à peine un peu de fluide nerveux. Lors donc que le fluide de ces fibres comprimées vient à se dilater, sa plus grande expansion est dans le ventre du muscle. Cette expansion, en écartant les parois de la ſibre, élargit ſon diametre, diminue ſa longueur & rapproche ſes extrêmités : mais le calibre des fibres, étant plus large dans l'extrémité charnue que dans la tendineuſe, celle-ci doit être beaucoup plus rapprochée du ventre du muſcle que l'autre. Or quand on ſe repréſente un organe tiſſu d'un double plan de fibres placées en direction contraire & diſpoſées en ſpirale, on conçoit que les extrémités de ſes muſcles, ramenées vers ſon centre par l'expanſion du fluide nerveux, doivent en rapprocher les parois dans toute leur étendue : ces parois ſe preſſent donc en ſens contraire, & diminuent conſidérablement leur capacité. Ainſi, dès que le ſang eſt pouſſé dans le ventricule droit du cœur, il le dilate ; en le dilatant, il comprime avec violence le fluide des fibres dont ſes tuniques ſont tiſſues : ce fluide, comprimé outre meſure, eſt livré à ſon reſſort, il écarte à ſon tour les parois des fibres, rapproche leurs extrêmités de leur centre, & resserre le volume de tout l'organe : le sang, resserré alors en un plus petit espace, s'échappe dans l'artere pulmonaire, où il ne trouve point de résistance. Ce qui arrive au ventricule droit, arrive au ventricule gauche & aux deux oreillettes.

TEL est le mécanisme des organes de la circulation.

IL est donc évident par la structure de ces organes, que la contraction des uns est necessairement suivie de la dilatation des autres, & leur dilatation de leur contraction. Les fibres dont ils sont tissus jouent donc le rôle d'un corps élastique, qui céderoit alternativement à la pression de deux fluides.

AINSI, les organes délicats de l'embrion une fois achevés dans le sein maternel, dès que leurs fibres viennent à être ébranlées par l'un de ces fluides, elles le font bientôt par l'autre. Le mouvement du cœur, précédé (7) par celui des veines, est néceffairement fuivi de celui des arteres. Dilaté par l'affluence du fang veineux, le cœur eft incontinent contracté par l'expanfion du fluide comprimé dans fes fibres: fa contraction produit la dilatation de cette partie de l'aorte qui lui eft contigue: celle-ci fe contracte par le même mécanifme, & en fe contractant dilate à fon tour la partie voifine, & toujours de-même jufqu'à l'extrêmité des conduits (8) veineux, dont la contraction dilate de nouveau le cœur. Alternativement effets & caufes, ces mouvements fe perpétuent donc fans ceffe dans l'animal, jufqu'à-ce que les

(7) On fent par le mécanifme du mouvement ofcillatoire de ces organes, que le cœur a dû commencer par être dilaté; & l'on fait par des recherches exactes fur la formation de l'embrion, que la vie animale commence par le fyftême veineux.

(8) On peut regarder les arteres & les veines comme des tubes cylindri-coniques recourbés.

rapports des puiſſances motrices ſoient rompus.

CONCLUONS que la vie du corps eſt le réſultat de loix purement phyſiques, la ſuite néceſſaire de ſon organiſation.

De la Circulation, examinée dans ſes divers degrés de force & de viteſſe.

APRÈS avoir examiné le mécaniſme des organes de la circulation, examinons la circulation elle-même: la diverſité du cours du ſang a une trop grande influence ſur les fonctions de l'économie animale & ſur l'exercice des facultés ſpirituelles, pour que nous négligions ici d'en traiter.

C'EST un problême, ſans doute au-deſſus des forces du plus ſublime géometre, que de déterminer exactement les rapports de la circulation aux différents degrés de ressort des fibres, combinés d'un côté avec la forme, la solidité & le nombre des organes, de l'autre avec la qualité & la quantité des liqueurs en mouvement: mais ce n'est point une entreprise présomptueuse que d'éssayer de fixer en gros ces rapports. Je ne donnerai donc point dans le ridicule de vouloir tout soumettre au calcul dans l'économie animale, & de traiter avec un esprit de géométrie des matieres qui n'en sont pas susceptibles: mais on ne doit pas être surpris non plus que je calcule tout ce qui peut être calculé.

La circulation exige un certain équilibre entre l'action de ses puissances. Cet équilibre n'est cependant pas renfermé, comme celui du levier, dans un point indivisible; il a plus d'étendue: en-deçà & au-delà du point précis le jeu des organes peut encore s'exécuter; mais il ne s'exécute plus de la même maniere.

Il feroit fuperflu de nous arrêter à la preuve de cette affertion : paffons à l'examen de ces variétés : montrons d'où dépendent la force & la viteffe du cours du fang.

Puisque dans le mouvement ofcillatoire du cœur & des vaiffeaux, leurs fibres jouent le rôle d'un corps élaftique qui céderoit alternativement à deux preffions, ces organes doivent être regardés comme mobiles, &, tant la liqueur qui coule dans leur cavité que le fluide qui coule dans les filieres de leurs parois, comme puiffances motrices. Ce ne fera cependant pas fous ce point de vue que nous les envifagerons ; nous fuppoferons l'action du fluide nerveux réunie aux propriétés des fibres ; puis nous regarderons (pour la commodité du calcul) les fibres animées de ce fluide comme puiffances motrices, & le fang comme mobile : vu que cette fuppofition ne dérange rien à la justesse des conséquences que nous voulons tirer.

La circulation dépend de l'action du cœur & des vaisseaux sur le sang, & de la réaction de cette liqueur sur ces organes : elle doit donc varier avec la force, la capacité, le nombre des uns & la masse de l'autre. Voyons dans quels rapports.

CHAPITRE I.

Des rapports de la circulation à ses organes considérés abstraitement.

Ces organes ont en propre leur élasticité primitive, leur solidité, leur figure, leur grosseur, leur nombre; ils ont aussi un ressort qu'ils tiennent du fluide nerveux. Toute leur action dépend de ces propriétés; & de leur différence à cet égard dépend celle du cours du sang.

De

De la Circulation considérée relativement au ressort primitif & organique des fibres.

C'EST une conséquence des loix du mouvement qu'un mobile parcourre, en un temps donné, un plus grand espace sur un plan élastique, que sur un autre, & que cet espace soit toujours proportionné à l'élasticité du plan, toutes choses égales d'ailleurs. Car les corps qui ne sont pas élastiques, cédant presque tous sans effort à l'impression du mobile, le touchent en plus de points; & lui opposent conséquemment une plus grande résistance: en outre il ne continue pas son mouvement faute de réaction.

AINSI plus le ton des fibres est fort, plus aussi le mouvement oscillatoire des organes est vigoureux, plus la circulation est accélerée & abondante.

DANS deux articles qui ont précédé, j'ai fait voir les causes de la diversité du ressort des organes. J'y réfere le lecteur, crainte de l'ennuyer par de vaines répétitions. Mais ce n'est pas là que se bornent les rapports du cours des liqueurs au ton des solides.

EN concevant toujours nos vaisseaux comme des cylindres creux, formés d'un double plan de fibres, les unes longitudinales, les autres spirales, parallellement adossées ou entrelassées les unes aux autres, voyons quels effets résultent de cette structure combinée avec les différents états de ces fibres, relatifs à la quantité du fluide qui les anime.

CES résultats sont de deux sortes: les uns, simples & à la portée de tout le monde, appartiennent aux loix communes de l'hydraulique; les autres, compliqués & difficiles à concevoir, dépendent du mécanisme propre à la machine animale.

Premiere ſorte de Réſultats.

VUIDES de leur fluide, les fibres ſont dans un état de relâchement: le tube qu'elles forment eſt alors le plus long qu'il peut être; ſon calibre, le plus large, & ſes parois ont le moins d'épaiſſeur poſſible: cela eſt évident par la ſimple inſpection.

MAIS ce tube n'a pas de lui même un calibre reguliérement rond, à moins que ſes tuniques ne ſoient diſtendues à l'excès par quelque liqueur: autrement la colomne, mal ſoutenue, s'applatit ſur le plan qui la porte.

AINSI applati, ce tube a moins de capacité qu'un autre qui auroit un diametre un peu moins grand & un calibre plus régulier; car de toutes les figures, la circulaire a ſous même circonférence le plus d'étendue.

Que si au lieu d'être vuides, il y a dans ces fibres un peu de fluide nerveux, elles seront un peu moins relâchées, les parois du vaisseau auront un peu plus d'épaisseur, sa longueur un peu moins d'étendue & son calibre un peu moins de diametre : il pourra cependant contenir une colomne de liqueur un peu plus grosse, par la raison que je viens d'alléguer.

Mais si ces fibres sont bien remplies de leur fluide, sans l'être trop néanmoins, elles auront tout leur ressort ; les parois du vaisseau seront plus épaisses, & mieux soutenues, sa longueur moins considérable, & son calibre moins ample, mais plus réguliérement rond ; car alors les filieres se soutiennent à égale distance du centre : il pourra donc contenir une colomne de liqueur plus grosse encore que dans le cas précedent.

Enfin, si vous supposez ces mêmes fibres gonflées à l'excès de leur fluide, elles auront une roideur extrême. Dans cet état, les parois du vaiſſeau ſeront conſidérablement augmentées, ſa longueur & ſon calibre diminués à proportion.

VOILA ce que nos vaiſſeaux ont de commun avec ceux des autres machines hydrauliques. Mais leurs tuniques n'oppoſent pas de même une réſiſtance invincible aux liqueurs qui y circulent; compoſées, comme elles le ſont, de parties propres à céder & à réagir, la circulation eſt aſſujettie à d'autres loix que celles de l'hydraulique commune: c'eſt ſous ce point de vue que nous allons l'examiner.

Seconde ſorte de Réſultats.

ON a vu que le gonflement des parois d'un tube augmente l'épaiſſeur de leur plan, en diminuant (9) ſa longueur. Cet-

(9) En ſuppoſant les fibres des vaiſſeaux ſimplement adoſſées les unes aux autres, ce racourciſſement ne peut

te diminution de longueur ſuppoſe que les extrémités ſont libres de s'approcher du centre : mais ſi ces extrêmités ſe trouvent arrêtées, comme elles le ſont en effet dans la machine animale, alors le plan ne pouvant ſe racourcir deviendra néceſſairement plus tendu. Or cette tention contribue plus ou moins à ſoutenir les parois du tube dans un juſte écartement, à lui donner un calibre régulier, & à produire les oſcillations les plus amples.

Puis donc que la circulation a toujours beſoin de l'action des vaiſſeaux, elle doit être également lente & difficile, lorsque leurs fibres ſont trop ou trop peu remplies de fluide. Dans le premier cas, parce que les parois vaſculeuſes cédent trop facilement à l'impulſion du ſang qui tend à les dilater, & manquent de res-

ſe faire par des fibres longitudinales & parallelles, qu'en les concevant roides comme les fils d'une corde, ou compoſées d'une ſuite de veſicules, comme les grains d'un chapelet.

ſort organique pour revenir avec force ſur la colomne de liqueur. Dans le dernier cas; parce que l'impulſion impuiſſante du ſang ne produit qu'un léger écartement des parois, qui trop roides pour céder, reviennent promptement, mais avec peu de force ſur la colomne. Ainſi le degré de tention de ces parois qui favoriſe davantage le cours du ſang tient le milieu entre les extrêmes.

Rapprochons ces rapports & tirons en la conſéquence.

On démontre en hydraulique que la quantité de liqueur qui paſſe par un tube eſt proportionnée au calibre du tube & à la viteſſe de la liqueur. Nous venons de prouver, d'une part, que le vaiſſeau dont les fibres ſont médiocrement remplies de fluide nerveux, a le calibre le plus régulier & le plus grand; de l'autre, que l'oſcillation de ſes parois ſont les plus amples & les plus fortes. *Ce gonfle-*

ment moyen des fibres est donc le plus propre à produire une circulation abondante & aisée.

CHAPITRE II.

Des rapports de la Circulation à la solidité, figure & grosseur de ses organes.

Si les fibres different entre elles en ressort: les organes qui en sont formés different entre eux en solidité, figure & grosseur.

La solidité d'un organe tient à un tissu serré. Ainsi plus ses fibrilles sont intimement unies, plus ses fibres sont rapprochées, & plus leur calibre est étroit, plus il est solide: mais aussi plus ce calibre est étroit, moins il y coule de fluide nerveux & plus petit est le ressort organique: ce que l'organe gagne d'un côté, il le perd de l'autre. Sa plus grande

grande force dépend donc du plus grand calibre de ses fibres musculaires, & de l'union la plus intime de leurs filieres : car plus les fibres sont élastiques, & plus elles contiennent de fluide nerveux ; plus aussi ce fluide peut y être comprimé fortement, plus son action est puissante.

En combinant l'élasticité & la solidité des organes de la circulation avec leur grosseur, on reconnoît sans effort que la multitude des couches fibreuses ajoute au désavantage d'un tissu serré. Plus ces organes sont gros & solides ; moins leur oscillation est forte & aisée : car un grand nombre des filieres, dont ils sont formés, se prêtant réciproquement un point d'appui, opposent une trop grande résistance & au sang qui tend à les dilater & au fluide nerveux qui tend à les contracter. Dès-lors, le cours des liqueurs doit être petit & languissant. Pour que leur mouvement oscillatoire fut aisé & vigoureux, il faudroit donc que le désavantage de la masse fut compensé par un tissu plus lâche; comme je l'ai observé (10) ailleurs.

Dans un sujet bien constitué la grosseur des organes de la circulation est toujours proportionnée au reste du corps mais elle ne l'est pas de même dans tous les individus. Chez les uns, ces organes sont proportionnellement plus grands: chez les autres ils sont plus petits. Or la masse entiere du sang devant passer par le cœur, plus ses ventricules sont petits, plus souvent ils doivent se contracter pour en pousser dans les arteres même quantité en même temps donné, c'est-à-dire pour compenser la quantité par la vitesse.

Le nombre des battemens du pouls est déterminé par celui des contractions du cœur; mais la force de la circulation n'est pas indiquée par la simple fréquence

(10) Voyez livre I. l'article *des différents degrés de ressort primitif de nos organes.*

de ces battemens. Pour juger à ces signes de la masse de liqueur écoulée pendant certain intervalle, il faut encore connoître la quantité poussée à chaque pulsation. D'ou je tire cette autre conséquence : que, la fréquence des pulsations supposée la même, moins le cœur a de capacité plus le cours du sang est petit & foible.

A l'égard de la configuration, cet organe ne varie guere d'un individu à l'autre que par une formé plus ou moins allongée. Mais cette différence qui paroît au premier coup d'œil de si peu de poids, en produit de bien considérables dans la circulation, par l'aisance plus ou moins grande qu'à le cœur à se contracter; & la force plus ou moins grande de ces contractions.

En traitant du ressort organique, j'ai fait voir qu'il n'y a ordinairement que le ventre du muscle qui se dilate ou ſe contracte, & que ſes extrêmités tendineuſes ſuivent ſes mouvemens, comme feroient des cordes attachées à un lévier. Or plus le cœur eſt raccourci, moins la figure de ſes ventricules approche de l'ovale, plus ſes muſcles ſont épais, & plus ſes extrêmitès tendineuſes ſont courtes; plus auſſi ſa contraction (11) eſt grande, plus la quantité de ſang pouſſé à chaque pulſation dans les arteres eſt conſidérable, plus la circulation eſt ample & forte.

Après avoir parlé de la différente configuration du cœur, il eſt à propos de dire, quelque choſe de celle des vaiſſeaux & de leurs différences accidentelles.

Chaque tronc artériel ſe diviſe en pluſieurs branches, qui ſe diviſent & ſe ſubdiviſent elles mêmes en d'autres rami-

(11) La grandeur de la contraction ne ſe meſure pas dans cet organe, ſur la ligne que parcourt l'extrêmité mobile de ſes muſcles, mais ſur le rétréciſſement de ſa cavité.

fications. Or l'on a toujours obſervé que le calibre de ces ramifications priſes enſemble eſt beaucoup plus grand que celui du tronc commun.

CHAQUE branche s'élargit avant de ſe ramifier, & l'angle ſous lequel les rameaux ſortent de leurs tiges eſt preſque toujours aigu; ouverture propre à détruire le moins le mouvement communiqué au mobile, en le détournant de ſa direction. Mais cette ouverture n'eſt pourtant pas égale dans tous les ſujets: dans les uns elle plus grande, plus petite dans les autres.

LES arteres varient auſſi ſouvent d'origine d'un individu à un autre. La *Bronchiale* (par exemple) naît tantôt de la croſſe de *l'aorte*, tantot des environs de cette courbure: des fois d'une *Intercostale;* d'autres fois d'un même tronc que l'*Oeſophagienne*. Les *Cervicales* ſortent ſouvent de la partie ſupérieure de la

Souclavière; quelque fois des *Vertebrales* & des *Carotides*. Les *souclavieres* & les *Carotides* ont assez fréquemment deux troncs communs. Les *Trochéales*, les *Medianes* & la *Thyriage* ont rarement le même principe. Il y a des variétés à peu près semblables dans les veines.

Mais laissons ces irrégularités dont l'influence sur le cours de nos liqueurs est trop difficile à apprécier, & passons à d'autres observations plus importantes.

Le sang, porté dans chaque partie par les arteres, en est rapporté par les veines: la puissance qui le fait circuler est la même dans tout le corps: c'est toujours le ressort organique du cœur & des vaisseaux. Mais la force du cœur est affoiblie dans les capillaires artèriels où les veinules prennent leur origine; la force des parois des arteres est aussi supérieure à celle des veines: l'oscillation de celles-ci est donc plus foible que celle des autres : le retour du ſang au cœur doit donc être plus lent que ſon expulſion.

Ce n'eſt pas tout. Les groſſes branches de l'aorte ſont anoſtomoſées avec es groſſes branches de la cave, & non leurs petites ramifications : or dans les artérioles, il ne paſſe que la partie la plus tenue du ſang, deſtinée à la nutrition du corps : cette liqueur eſt donc plus craſſe dans les veines que dans les artères. Nouvelle raiſon qui doit rendre ſon retour au cœur plus difficile encore. Auſſi la nature a-t'elle compenſé cette diminution de viteſſe par le nombre (12) des tubes ; de ſorte que, dans un ſujet bien conſtitué, le retour du ſang au cœur cœur équivaut ſon expulſion ; & à cet égard tout eſt égal.

Mais le nombre des vaiſſeaux ſanguins n'eſt pas le même dans tous les indivi-

(12) On conte trois veines pour une artere de même diametre.

dus, le nombre de leurs ramifications varie considérablement, leurs dimensions varient aussi.

De l'aorte, il naît souvent trois *Coronaires* au lieu de deux; dix *Intercostales* de chaque coté, au lieu de sept; une seule *Oesophagienne*, au lieu de deux; la *Laringienne* est souvent double; le nombre des branches de la *Cœliaque* varie beaucoup; celui des *Trocheales*, de la *Thyriage*, des *Musculaires* du cou, des *Médianes* & des *Sacrées* varie considérablement aussi. L'artere *honteuse* est quelquefois double dans les deux sexes, &c. A l'égard des veines, mêmes variétés.

Outre ces irrégularités, l'Anatomie comparée prouve que certains sujets ont un beaucoup plus grand nombre de vaisseaux que d'autres; que les jeunes gens en ont plus que (13) les viellards; les femmes plus que les hommes; enfin que

(13) Grand nombre de Capillaires s'obliterent à mesure qu'on avance en age.

dans tous, le petit nombre eſt compenſé pas la groſſeur du diametre. Or de ces variétés en doivent réſulter de grandes dans le cours du ſang, comme nous le ferons voir bientôt, en l'examinant dans les rapports du mobile au moteur.

CHAPITRE III.

Des rapports de la Circulation à la maſſe du ſang.

UN mobile ne peut modifier l'action d'un moteur que de trois façons; en lui oppoſant de la réſiſtance par ſon poids; en affoibliſſant ſa force par des frottemens; en gênant ſa puiſſance. Les deux premieres ſont communes aux machines hydrauliques; la derniere eſt propre à la machine animale, où les puiſſances motrices ſont encore le plan que le mobile doit parcourir. Tâchons d'apprécier, dans chacun de ces cas, la grandeur du mouvement communiqué.

C'EST une loi conſtante de l'économie du Corps que la liberté de la circulation tient à certaine proportion entre le volume des liqueurs & la capacité des vaiſſeaux. Trop groſſe, la colomne de liqueur dilate outre meſure leurs parois: ainſi dilatées, elles ne peuvent réagir ni avec facilité ni avec force. Trop petite, elle n'écarte que légérement ces parois; une foible dilatation eſt néceſſairement ſuivie d'une contraction auſſi foible: l'oscillation dans les deux cas eſt donc gênée, & le cours du ſang également lent & penible.

MAIS ſuppoſons le volume de cette liqueur proportionné à la capacité de ſes organes; & voyons comment il affoiblit leur action par la réſiſtance qu'il leur oppoſe, comme corps grave.

LE mouvement communiqué par la même puiſſance à dive mobiles eſt toujours proportionné à leur maſſe. Ces mobiles parcourent donc, en un même temps & ſur un même plan, des eſpaces proportionnels.

DANS les liqueurs homogenes contenues dans des vaiſſeaux cylindriques, la maſſe (conſéquemment la réſiſtance) ſe meſure ſur la baſe (14) du cylindre, ſa hauteur ſuppoſée la même. Une colomne de liqueur quelconque oppoſeroit donc une réſiſtance quadruple de celle d'une colomne d'égale hauteur, mais dont le diametre ſeroit de moitié plus petit : car les ſurfaces des cercles ſont entr'elles comme les quarrés de leurs diametres.

MAIS ce n'eſt pas ſimplement en réſiſtant par ſon poids au moteur, que le mobile en modifie l'action: il l'affoiblit

(14) Je meſure le diametre de la colomne de liqueur par celui du vaiſſeau qui la renferme, & cela eſt juſte.

aussi de plus en plus par des frottemens multipliés.

Quoiqu'on ne puisse pas fixer les frottemens que les diverses liqueurs essuient dans un tube, il est cependant facile d'évaluer les rapports de ceux qu'une même liqueur éprouve dans des tubes cylindriques de différens diametres : car tout mobile en essuie, sur des plans homogenes, de proportionnés à l'étendue qu'il parcourt.

Dans des tubes cylindriques, les frottemens se mesurent sur les circonférences. Une colomne de liqueur quelconque essuie donc deux fois plus de frottemens qu'une autre de même hauteur & dont le diametre seroit de moitié plus petit : car les circonférences sont entr'elles comme leurs diametres.

Ainsi én comparant ce que l'action de la même puissance perd par la pesanteur de deux colomnes de différents diamêtres, à ce qu'elle perd par les frottemens de ces mêmes colomnes, il eſt évident que la diminution des frottemens dans un grand tube accélere moins la viteſſe du mobile, que l'augmentation de poids ne la diminue. La circulation doit donc être plus accélérée, mais moins abondante dans les petits que dans les grands vaiſſeaux, toutes choſes égales d'ailleurs.

Si c'eſt une loi du mouvement que l'action du moteur ſoit toujours affoiblie par des frottemens, c'en eſt une auſſi qu'elle le ſoit toujours proportionnellement à la longueur du plan que le mobile parcourt. On ne conſidere que la puiſſance motrice du cœur (15); la viteſſe du cours du ſang doit diminuer avec la longueur des vaiſſeaux.

Voilà en général les rapports de la circulation relatifs à la réſiſtance qu'é-

(15) On ſent bien que cette ſuppoſition ne dérange rien à la juſteſſe du calcul; puiſqu'en retranchant ou ajoutant des choſes égales à des choſes égales, les tous ſont les égaux.

prouvent dans des tubes cylindriques les liqueurs homogenes qui y circulent. Mais celles du corps humain, loin d'être homogenes, sont composées de divers principes & dans différentes proportions; elles ont donc différens degrés de consistance, de fluidité & de pesanteur. Il n'en est aucune toutefois où ces différences soient plus considérables que dans le sang. Ainsi nous nous arrêterons un instant à considérer la variété que mettent dans la circulation les diverses combinaisons des élémens de cette liqueur.

Le sang est composé de parties aqueuses, terreuses, sulfureuses & salines. Ces principes entrent toujours dans sa composition: mais non dans les mêmes proportions chez tous les individus. Chez les uns, il a plus de parties fixes, & il est plus crasse, plus pesant; chez les autres, il a plus de parties fluides, & il est plus liquide, plus léger; chez des troisiemes, il est plus imprégné de souffre;

chez des quatriemes, ce ſont les ſels qui dominent.

De ces obſervations, tirons cette conſéquence ; moins la partie fixe abonde dans le ſang, ſa partie fluide étant la même, plus la circulation eſt aiſée : car les globules liſſes des liqueurs, ne pouvant ſe lier enſemble auſſi aiſément que le font les particules angulaires des ſolides, gliſſent mieux les uns ſur les autres, & roulent avec plus de liberté ſur un même plan.

Il ne nous reſte plus rien à dire du mouvement progreſſif du ſang : diſons maintenant quelque choſe de ſon mouvement inteſtin.

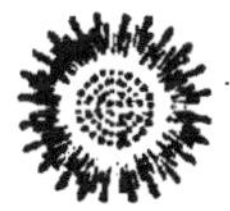

CHAPITRE IV.

Du Mouvement inteſtin.

L'AIR dont nos liqueurs ſont imprégnées contribue beaucoup à leur fluidité. A cette cauſe générale s'en joint une autre qui a ſon principe au dedans de nous ; je parle du *mouvement inteſtin.* C'eſt lui qui diviſe les globules liquoreux & les tient dans une agitation continuelle ; ſans lui un mixte craſſe comme le ſang ne pourroit jamais être fluide : auſſi dès qu'il vient à ceſſer, la chaleur abandonne le corps, & le ſang ſe grumelle dans les veines.

LE mouvement inteſtin eſt la ſuite (16) néceſſaire du mouvement progreſſif : la fluidité de nos liqueurs doit donc varier,

(16) J'ai prouvé cela dans un autre ouvrage.

varier, avec l'oſcillation de nos organes. Ainſi, peu fluide dans des vaiſſeaux tiſſus de fibres roides ou lâches, le ſang ne l'eſt beaucoup que dans ceux dont les fibres ſont à la fois fortes & élaſtiques.

MAIS le mouvement inteſtin a de même des rapports fixes avec la grandeur du calibre des vaiſſeaux. Comme il conſiſte en une eſpece de rotation; il eſt clair que plus les globules liquoreux trouvent de points de réſiſtance; moins ils peuvent s'écarter de leur direction, plus ils ſe meuvent difficilement en tout ſens, & plus ce mouvement eſt diminué; il eſt même détruit, lorſque ces globules trouvent partout une égale réſiſtance, ainſi que cela arrive dans les liqueurs congelées.

IL ſuit de la, *que le mouvement inteſtin eſt plus vif à meſure que le mouvement progreſſif eſt plus accéléré. Qu'il l'eſt d'avantage lorſque le ſang eſt raréfié que lorſqu'il est condensé. Enfin qu'il l'est d'autant plus que le diametre des vaisseaux est plus grand.*

TELS sont en gros les rapports de la circulation tirés de la capacité, de la solidité & du ressort de ses organes, considérés rélativement à la liqueur sur laquelle ils agissent.

NE terminons cependant pas encore. Le cours du sang dans le cerveau a des particularités trop remarquables & trop importantes pour que nous omettions ici de les observer.

De la circulation du sang dans la tête.

A LEUR entrée dans la tête, les arteres se dépouillent de leur tunique extérieure, & ne sont plus formées que d'une simple membrane dont le mouvement oscillatoire est peu sensible. Ainsi dépouillées, elles se ramifient dans la subſtance du cerveau & du cervelět, pour former, par un lacis extrêmement fin, le filtre du fluide nerveux.

La ſtructure des enveloppes du cerveau eſt fort remarquable. Compoſées, comme on ſait, de deux plans de fibres qui ſe croiſent obliquement, elles forment au dedans du crane une cavité globuleuſe irréguliere, où l'on remarque diverſes éminences, dont les plus arquées ſont ſituées aux côtés de la tête. Parmi ces éminences, trois principales portent le nom de *Sinus*.

Dans ces *Sinus*, on obſerve des especes de colomnes muſculaires, faites de fibres qui vont s'inſérer d'une parois à l'autre. A l'endroit de ces inſertions, on obſerve auſſi des cellules ovales, placées dans le même ordre que les veines qui y entrent.

A l'aide de cette ſtructure ces fibres empêchent que les ſinus ne ſoient diſtendus trop violemment par le ſang qui y eſt déchargé; &, à l'aide de leur contraction, elles en rapprochent les parois, accélerent l'entrée du ſang dans les *jugulaires* & ſon retour au cœur : tandis que, de leur coté, les cellules empêchent ſon reflux comme les valvules font partout ailleurs.

Il eſt certain que ces ſinus ont une eſpece de mouvement oſcillatoire : car les méninges ſe dilatent par le battement de leurs arteres, & elles ſe contractent par une ſuite de leur reſſort organique. Or ce mouvement ſert à faciliter la circulation dans la tête; il ſert auſſi à favoriſer la ſécrétion du fluide nerveux, & à modifier le ton de ces membranes.

De ces divers effets, bornons-nous au troiſieme comme le plus important, & renfermant tous les autres.

La ſécrétion du ſuc nerveux eſt néceſſaire à la circulation, & la circulation à ſon tour eſt néceſſaire à la ſécrétion de ce ſuc : car dans la machine animale presque tout eſt alternativement effet & cauſe.

QUAND les meninges ſont dilatées par l'impulſion du ſang artériel, les filieres médullaires du principe des nerfs ſont plus ouvertes à l'influx de leur fluide. Quand ces membranes ſe contractent, elles compriment doucement la ſubſtance corticale du cerveau, & pouſſent le fluide qu'elle a filtré dans la ſubſtance médullaire, puis dans les nerfs qui le portent à tout le corps.

LA ſécrétion du fluide nerveux eſt donc réglée par le mouvement oſcillatoire des méninges. Il ſuit delà; *Que lorſque ce mouvement eſt modéré, toutes les fonctions qui dépendent de l'influx de ce fluide dans nos organes ſont régulieres : au lieu que lorſqu'il ne l'eſt pas, l'économie animale eſt entiérement dérangée.* Il ſuit de-là encore. *Que la ſécrétion de ce fluide eſt d'autant plus accélérée & ſon influx dans les nerfs d'autant plus fort, que l'impulsion du sang au cerveau & l'oscillation des méninges sont plus vives; & d'autant moins, que cette impulsion & cette oscillation sont plus languissantes.*

Le cours du sang dans le cerveau est ordinairement proportionné à son cours dans le reste du corps: car le ressort des méninges tient aux mêmes causes que celui des organes de la circulation.

Leur mouvement oscillatoire est aussi produit par celui des arteres qui entrent dans leur tissu. Concluons donc que dans tout sujet bien constitué, il doit y avoir une harmonie très-étroite entre le cœur, le cerveau & ses enveloppes.

Mais la structure des méninges n'est pas toujours exactement semblable dans les divers individus; le ressort de leurs fibres n'est pas non plus toujours proportionnel, ni le nombre de leurs arteres toujours le même: il y a donc quelques exceptions à faire aux rapports généraux établis entre la circulation du ſang & la ſécrétion du fluide nerveux.

A L'ÉGARD de la pureté de ce fluide, elle dépend principalement de l'ouverture des filieres où il eſt filtré. Cette ouverture eſt extrémement petite, ſans doute: toutefois elle peut l'être plus ou moins; & rien ne doit faire croire qu'elle ſoit égale dans chaque individu. Dans le même individu elle varie auſſi, toujours ſelon la force avec laqu'elle le ſang eſt pouſſé dans ces filieres. Or plus elle eſt grande; moins le fluide des nerfs eſt pur: moins il eſt propre à donner aux organes le mouvement & la vie.

Obſervation générale.

FINISSONS cet article par l'obſervation d'un phénomene ſingulier.

NOUS ne ſentons ni la lymphe, ni le ſang, ni le fluide nerveux circuler dans leurs vaiſſeaux; nous ne les ſentons point non plus paſſer au travers de leurs filtres: la ſemence eſt la ſeule de toutes nos liqueurs, qui produiſe quelque impreſſion ſenſible ſur ſes ſécrétoires & ſes réſervoirs.

SECTION

SECTION TROISIÈME.

Du Corps Humain considéré comme machine qui se remonte d'elle-même.

On a vu que la vie animale consiste dans le jeu des organes de la circulation. Mais le fluide, principe de leurs mouvements, se dissipe; & des liqueurs qui doivent le fournir, les unes s'alterent, les autres se dépravent, toutes s'épuisent: il il faut donc qu'elles se réparent. Or les organes de la digestion sont destinés à extraire ces liqueurs des aliments, & à réparer ces pertes: c'est à cet égard que le Corps est une machine qui se remonte d'elle-même. Nous allons le considérer quelques moments sous ce point de vue.

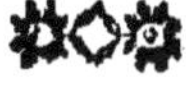

De la Digeſtion.

TOUTES nos liqueurs ſont formées du chyle, & le chyle lui-même eſt un extrait des aliments préparés par les ſucs digeſtifs.

BROYÉS avec la ſalive, les aliments paſſent de la bouche dans l'eſtomac au travers de l'œſophage. Là leur tiſſu eſt bientôt ouvert à l'aide de la chaleur naturelle, & leur ſubſtance pénetrée d'un nouveau ſuc filtré par les glandes ſtomachiques. Imprégnés de ces ſucs, ils (1) fermentent peu-à-peu; puis ils ſe décompoſent & ſe réſolvent.

LA digeſtion, commencée dans l'eſtomac, ſe perfectionne dans les inteſtins (2) grêles, où les aliments coulent par

(1) Les flatuoſités & l'aigreur du réſidu de la pulpe alimentaire ſont des preuves inconteſtables de la fermentation des aliments.

(2) Particuliérement dans le *duodenum*, où les aliments ſont retenus plus long-temps, à cauſe du ſac que forme ce viſcere.

le pylore, après un court féjour dans le ventricule. Reçus dans ces vifcéres, ils font mêlés à la bile & au fuc pancréatique, avec lefquels ils fermentent de nouveau, & achevent de fe réfoudre entiérement.

La digeftion n'eft donc autre chofe que la réfolution des aliments en leurs principes, opérée à l'aide de la chaleur naturelle & de quelques ferments.

De la Sécrétion du Chyle.

Les aliments ainfi réfouts, la partie fluide imprégnée de ce qu'il y a de plus fubtil dans leur fubftance eft pouffée, fous le nom de chyle, par le mouvement périftaltique des inteftins dans de petits (3) tubes dont eft parfemée la tunique *veloutée*: tandis que leurs parties craffes, mêlées

(3) Les vaiffeaux lactés.

à la plus grossiere des sucs digestifs, sont insensiblement déterminées vers *l'anus* par le même mouvement.

TEL est le mécanisme de la digestion & de la sécrétion du chyle, à l'aide duquel le Corps répare ses pertes. Mécanisme admirable ! en ce qu'il exécute les plus grands effets par les causes les plus simples : mais surtout, en ce qu'il rend la destruction même de nos liqueurs nécessaire à leur réproduction : car tous ces menstrueux destinés à la résolution des aliments ne sont autre chose que ces liqueurs dissoutes ou dégénérées.

De la digestion, & de la Sécrétion du Chyle considérées d'une maniere relative.

LA digestion se fait chez un homme en santé ; mais elle ne s'y fait pas toujours également ; elle n'est pas non plus toujours ſuivie des mêmes réſultats, & les liqueurs qui en proviennent n'ont pas toujours le même caractere; le chyle eſt plus ou moins élaboré, plus ou moins pur, plus ou moins fluide.

ARRÊTONS nous un peu à rechercher les cauſes de ces différences: ce ne ſera pas un temps ſi mal employé qu'on pourroit bien le dire.

LA diverſité du chyle doit ſe tirer des aliments mêmes, des ſucs & des organes qui les préparent, d'un certain genre de vie, ou de toutes ces cauſes à la fois.

QUANT aux aliments, la digeſtion varie relativement à leur qualité, & à leur quantité. Or l'on obſerve que les mets gras, viſqueux ou d'un tiſſu compacte ſe digérent plus difficilement & moins bien que ceux dont le tiſſu eſt lache, tels que les légumes, les ſubſtances farineuſes, la chair des jeunes animaux &c,

Car quoique les ferments digestifs aient beaucoup (4) d'activité, il en ont cependant le plus sur ce qui leur oppose le moins de résistance. D'ailleurs les substances grasses émoussent ces ferments dont la plupart ont déj[illegible]u de prise sur elles.

Les mets gras ne sont pas les seuls qui vicient la digestion, en émoussant ses sucs; les doux farineux non fermentés le sont de même.

Mais s'il est des aliments qui empêchent la digestion: il en est d'autres aussi qui la favorisent; tels sont les aromates temperés, les amers & généralement tous les mets imprégnés d'un principe salin-acide ou (5) neutre.

(4) Les menstrueux-alkalins, tirés de substances animales, dissolvent la chair, les nerfs, les cartilages, les tendons; & les menstrueux-acides, tirés de ces mêmes substances, dissolvent jusqu'aux os les plus durs, l'ivoire même.

(5) L'esprit doux de sel est très-efficace contre le manque d'appétit, de même que toute infusion de plantes ameres.

La grande quantité d'aliments produit des effets semblables à ceux de leur qualité grasse ou tenace.

Pris avec excès, ils incommodent & se digerent mal; parce que les sucs digestifs ne suffisent pas à les résoudre; parce que leur volume tient les tuniques de l'estomac trop distendues, rend la circulation languissante dans ce viscere, & diminue ainsi la chaleur naturelle & la sécrétion de la lymphe gastrique; enfin parce que la trop grande distention de ces tuniques nuit à leur réaction sur les aliments : l'estomac ne peut donc s'en débarasser qu'avec peine : ils séjournent aussi long-temps dans les intestins qu'ils fatiguent par des efforts violents, & où ils laissent une masse de crudités, propre à altérer l'énergie des sucs digestifs, à dépraver le chyle.

Voilà en gros les causes d'une bonne ou mauvaise digestion, tirées des aliments-mêmes : paſſons à l'examen des autres.

La premiere préparation des aliments ſe fait dans la bouche à l'aide de la mastication. Cette préparation eſt très-néceſſaire ; d'un côté en ce qu'elle les diviſe, & que leur tiſſu ainſi diviſé eſt plus facilement pénétré par les ſucs digeſtifs : de l'autre, en ce que le mouvement des machoires ſert à exciter la ſécrétion de la ſalive & à broyer les aliments avec cette lymphe, ſans laquelle ils ne ſauroient être bien digérés. Car il eſt de fait que les perſonnes voraces ou édentées digerent mal : au lieu que la digeſtion ſe fait bien chez celles qui ont de bonnes dents, & qui mâchent beaucoup. Concluons delà que mieux les aliments ſont mâchés, mieux ils ſe digerent.

Les ferments digeſtifs concourent tous à la digeſtion ; mais à divers égards.

La ſalive eſt le premier que la nature emploie à la réſolution des aliments. Cette liqueur limpide eſt imprégnée d'un ſel volatil alkhali (6); ce Sel s'en tire aiſément à l'aide d'une douce chaleur; & l'on ſait d'ailleurs qu'elle fermente avec les acides concentrés. L'une de ſes propriétés eſt donc de mettre en fermentation les mets acidules.

Outre ce principe ſalin, la ſalive eſt imprégnée de fluide nerveux: car dans chaque glande ſalivaire s'inſere une branche de nerf. La ſubſtance des organes deſtinés à la préparer eſt auſſi preſque entiérement nerveuſe. La morſure des animaux tranſportés de colere montre encore que le fluide nerveux, vicié par la paſſion, s'y trouve. Ajoutez que ſa perte conſiderable jette le corps dans l'accablement: phénomene qui ne peut être attribué qu'à la perte même du flui-

(6) D'une demi-livre de ſalive épaiſſie à une douce chaleur, Varheyen a tiré demi-dragme de ſel.

de moteur. Une autre de ses propriétés est donc d'enrichir de ce précieux fluide le chyle, & par là de le rendre propre à la sanguification, comme je le ferai voir ci après.

Une troisieme propriété qui résulte de la combinaison des deux autres, c'est de dissoudre les aliments. La salive est un puissant dissolvant: cela est prouvé par la facilité qu'elle a de fondre les tumeurs & de guérir les efflorescences cutanées. Puis donc quelle est si nécessaire à la digestion, on sent combien cette fonction de l'économie animale doit varier avec la qualité & la quantité de cette liqueur.

De ces observations tirons cette regle générale. Plus la salive abonde, plus elle est imprégnée de fluide nerveux & de sels volatils, mieux se fait la digestion.

Parmi les ferments digestifs, on compte le suc gastrique, filtré par les glandules dont les membranes de l'estomac, de l'œsophage & des intestins sont tapissées; on y compte aussi le suc pancréatique, filtré par la glande nommée *pancréas*: mais comme ces sucs sont à-peu-près de même nature que les salivaires, nous n'entrerons à leur égard dans aucun examen particulier.

La bile, le dernier des ferments digestifs, est absolument nécessaire à la résolution des alimens; car elle se trouve dans tous les animaux sanguins, même dans ceux qui n'ont pas de vescicule du foye.

La bile fermente avec les acides actifs: mais d'une maniere plus marquée avec les acides concentrés, tels que le vinaigre déflegmé, l'eau forte, l'huile de vitriol &c. Elle rend aussi verdâtre le syrop de violettes, propriété particuliere aux alkalis. Déssechée sur un doux feu, elle s'enflamme comme les substances sulfureuses. L'esprit de vin rectifié la diſſout entiérement, à ſa partie muqueuſe près, qui n'eſt ſolube qu'à l'eau. Enfin traitée par la chimie, elle donne des ſouffres, un ſel volatil urineux, & un peu de ſel fixe mêlé d'une terre alkaline. Par toutes ces expériences, il conſte que la bile eſt lymphatique réſineu-ſulphureuſe & imprégnée d'un principe alkalin fixe & volatil.

CETTE liqueur eſt moins néceſſaire à la digeſtion qu'à l'élaboration du chyle. Elle eſt bien deſtinée à achever la fermentation de la pulpe alimentaire; mais elle l'eſt particuliérement à tempérer ſon acidité, à empecher que le chyle n'aigriſſe & ne ſe déprave. Sa partie ſulfureuſe ſert auſſi à déterger la tunique veloutée des inteſtins, & à provoquer l'évacuation des matieres fécales.

AINSI la bile opere de pluſieurs manieres en qualité de ſuc digeſtif: mais pour le faire comme il faut, elle doit être tempérée & fluide. Trop délayée de lymphe, ses sels & ses souffres manquent d'activité; elle est donc peu dissolvante, peu détersive : trop sèche, elle est moins dissolvante encore; d'ailleurs ses principes étant alors extrêmement exhaltés, au lieu de déterger les intestins, ils les excorient.

Ce suc produit encore des effets différents selon qu'il abonde plus ou moins : autant une certaine quantité de bile est favorable à la digestion & à la sécrétion du chyle : autant sa surabondance est nuisible.

En picotant trop long-temps les intestins; elle les irrite : elle contracte aussi l'orifice des vaisseaux chyliferes qui y sont implantés; ce qui empêche la sécrétion du chyle.

Trop de bile est nuisible; trop peu l'est de même : quand ce ferment manque en partie, le chyle est moins élaboré, moins temperé, moins doux : il s'amaſſe dans les premieres voies des mucoſités acres qui obſtruent les vaiſſeaux lactés, cauſent des nauſées, produiſent le reſſerrement de ventre, la colique, la cachexie & l'atrophie de tout le corps.

La bile eſt formée par le mouvement inteſtin du ſang, & ſon énergie eſt toujours proportionnée à la force de la circulation.

A l'égard de la quantité de cette liqueur, qui arroſe la pulpe alimentaire, elle dépend moins de celle qui eſt filtrée du ſang ou dépoſée dans ſes réſervoirs, que des cauſes accidentelles qui la déterminent dans les premieres voies.

On ſait que les vaiſſeaux biliferes & la veſcicule ſont formés de deux membranes muſculeuſes, parſemées de glandules & de ramifications d'arteres, de veines, de nerfs. Ces membranes ont un mouvement d'oſcillation, à l'aide duquel elles pouſſent la bile dans les inteſtins par un conduit (7) qui traverſe obliquement ces viſceres, ſerpente entre leurs tuniques, & ſe termine par un petit trou à la cavité du *duodenum*.

La poſition de la veſcicule du foie eſt remarquable dans l'homme. Elle eſt ſituée obliquement, le fond plus bas que le cou; de ſorte que la bile en ſort avec peine: auſſi ne coule t'-elle dans les inteſtins que lorſqu'ils ſont vuides & que le ventricule eſt gonflé par les aliments. Plus le ventricule eſt gonflé, & plus eſt grande l'affluence de la bile. Auſſi obſerve-t'on que la veſcicule eſt pleine dans les ſujets morts de faim: tandis qu'elle eſt preſque vuide dans ceux qui ſont morts après avoir bien repu.

La bile (8) cyſtique précede la chyli-

(7) Les anatomiſtes nomment ce conduit *Cholodochum*.

(8) Il y a une différence ſenſible entre la bile de la veſcicule & celle qui coule immédiatement du foie par le conduit Cholodoque. Celle-ci eſt délayée & peu amere: celle-là eſt plus épaiſſe, plus amere, plus obſcure, plus acre.

fication; elle sert à lubréfier les premieres voies & à préparer les organes sécrétoires du chyle. A l'égard de la bile hépatique, elle coule dans les intestins & se méle aux aliments digérés, à mésure que le foie la filtre: toutefois seulement lorsque ces visceres ne sont pas trop dilatés; autrement le conduit cholodoque, comprimé entre leurs tuniques, la fait refluer dans la vescicule, où elle stagne, puis se vuide tout à coup, & devient souvent la cause de diverses maladies, telles que la cardiagie, la dissenterie bilieuse, l'affection nommée *cholera morbus*; & toujours d'une mauvaise sécrétion de chyle.

QUELQUE puissants que soient les sucs digestifs, leur action n'est efficace qu'à l'aide de la chaleur. L'expérience prouve que les liqueurs les plus disposées à la fermentation, comme le jus des fruits doux & acidules, fermentent très-difficilement

difficilement & très-foiblement dans un temps froid ; mais avec aiſance & avec force dans un tems chaud. On ſait auſſi avec qu'elle facilité le feu opere la diſſolution des ſubſtances animales ou végetales renfermées dans le digeſteur de Pappin. Enfin il eſt reconnu qu'en augmentant la chaleur naturelle au moyen d'un ſimple oreiller de plumes, appliqué ſur l'eſtomac, on fait paſſer les indigeſtions les plus fortes. C'eſt donc elle qui ouvre le tiſſu des aliments, permet aux ſucs digeſtiſs de le pénétrer, & le ſoumet à leur action.

La chaleur eſt auſſi favorable à la digeſtion que le froid lui eſt contraire. Neanmoins dans les temps de gelée, l'appétit eſt plus aiguiſé & l'on digere mieux : mais c'eſt en augmentant le reſſort des fibres, en accélérant la circulation & en concentrant la chaleur, que l'air froid produit ces effets. Ainſi plus la chaleur naturelle eſt active & plus les ſucs digeſtifs ont d'énergie, plus eſt facile la digeſtion.

Que ſi elle eſt troublée dans les fievres, ce n'eſt pas que cette chaleur ſoit trop forte : mais parce que ces ſucs ſont dépravés, & leur affluence dans l'eſtomac & les inteſtins ſupprimée par le (9) reſſerrement des glandes qui les filtrent, par le ſpaſme univerſel du ſyſtême nerveux.

Il eſt certain auſſi que cette fonction de l'économie animale ſe fait mieux pendant le repos, que pendant l'exercice. Les coureurs, & généralement toutes les perſonnes dont la vie eſt trop active, digerent mal. Cela eſt facile à comprendre ; car durant le repos, les aliments peuvent être facilement pénétrés par les par les ſucs digeſtifs ; au lieu qu'un exercice violent les dérobe ſans ceſſe à leur

(9) La ſoif inſupportable, qui accompagne toûjours la fievre, ne vient que de la ſécchereſſe de la gorge, de l'œſophage, de l'eſtomac, &c ; & elle prouve inconteſtablement que ces parties ne ſont pas arroſées par les ſucs ſa-[illegible].

action & les précipite bientot des intestins: ils doivent donc être peu digérés. Si ceux, qui ſont beaucoup de mouvements, ont plus d'appétit que ceux dont la vie eſt ſédentaire, ce n'eſt pas qu'ils digerent mieux; c'eſt qu'ils diſſipent davantage; c'eſt que les aliments paſſent ſans fournir autant de chyle, c'eſt que les ſucs digeſtifs ont plus d'activité: le retour de la (10) faim doit donc ſe faire ſentir plutôt.

Je viens d'expoſer les cauſes qui contribuent à modifier la digeſtion: c'en eſt aſſez ſur ce ſujet; paſſons à l'examen des variétés de la ſécrétion du chyle.

(10) La faim eſt produitte par l'action de la ſalive & de la ſymphe gaſtrique ſur les membranes de l'eſtomac. Quand ces ſucs n'agiſſent plus ſur les aliments, ils agiſſent ſur ces membranes. D'abord ils les picotent doucement, & ce picotement eſt la cauſe de l'appétit. Si l'on ne prend point alors de nourriture, ces ſucs, devenus plus actifs par une plus longue fermentation avec le réſidu de la pulpe alimentaire, produiſent des rongements connus ſous le nom de *faim canine*. Que ſi ces ferments n'agiſſent pas ſur l'eſtomac avec autant d'activité que ſur les aliments, c'eſt qu'ils n'agiſſent point en tout ſens ſur ſes tuniques. Ainſi, la flamme gliſſe ſans pénétrer la ſubſtance d'un papier collé ſur un métal, qu'elle eut devoré à l'inſtant, s'il en eut été détaché.

Du *pharinx* à *l'anus*, le canal des intestins est formé d'une tunique tissue d'un double plan de fibres : les unes longitudinales, les autres annulaires en forme de spirale. A l'aide de cette structure, les intestins ont un mouvement oscillatoire appellé *peristaltique*, dans l'Ecole. C'est par lui que les aliments sont poussés de l'extrêmité supérieure de ce canal à son éxtrémité opposée.

Ce mouvement est naturellement très-doux ; & si doux qu'il n'est sensible que dans les gros animaux disséqués vivants, comme le bœuf, le mulet, le cheval &c. Sa douceur rend le passage de la pulpe alimentaire fort lent ; & la sécrétion du chyle ne demande rien de plus vif, car la petitesse des tubes lactés suffit (11) presque seule à cette sécrétion.

Il est vrai que les aliments passent promptement au travers de l'œsophage :

(11) On sait avec qu'elle facilité les liqueurs enfilent les capillaires de verre, qu'on leur présente.

mais ce conduit eſt aſſez court, aſſez large, aſſez uni; il a d'ailleurs une ſituation perpendiculaire. Il n'en eſt pas de même à l'égard du ventricule, dont la cavité forme nne eſpece de ſac, où les aliments peuvent ſéjourner long-temps: moins encore à l'égard des inteſtins, où la nature a ménagé des circonvolutions & des valvules nombreuſes, afin que le chyle eut le temps de paſſer dans ſes ſécrétoires.

Quoique très-doux ce mouvement l'eſt toutefois plus ou moins chez les différents individus: le ſéjour des aliments dans leurs viſceres eſt donc plus ou moins long, & la ſécrétion du chyle plus ou moins riche.

Le mouvement oſcillatoire des inteſtins a les mêmes cauſes que celui des organes de la circulation, & il ſuit à cet égard les mêmes loix. Mais diverſes cauſes accidentelles peuvent l'accélérer: telles que l'exercice, les boiſſons & les mets

(12) propres à picoter doucement nos fibres. Diverſes cauſes peuvent auſſi le retarder, comme la vie ſédentaire, les aſtringeants, les narcotiques, & généralement tout ce qui tend à détruire le reſſort de nos organes.

L'ABONDANCE de la ſécrétion du chyle eſt encore proportionnée à l'ouverture des vaiſſeaux lactés. Or cette ouverture n'eſt pas égale chez tous les hommes : dans le même homme, elle ne l'eſt pas non plus toujours. Les aliments acides la diminuent, les boiſſons doucement ſpiritueuſes l'augmentent, & les mets viſqueux l'obſtruent même tout à fait.

SI la quantité du chyle extrait des aliments varie, ſa qualité varie auſſi : Il eſt plus ou moins aqueux, plus ou moins fluide, plus ou moins nutritif, ſelon que le calibre de ſes ſécrétoires eſt plus ou

(12) Ces mets reveillent pour quelque temps le ton des viſceres ; mais ils le détruiſent à la longue.

moins grand. Sa fluidité & sa pureté sont de même relatives à la vitesse de l'oscillation des intestins.

LORSQUE cette oscillation est prompte, il ne passe que la partie la plus tenue de la pulpe alimentaire, & le chyle est peu consistant : il l'est davantage, lorsqu'elle est lente; car alors plus de parties fixes passent avec la partie aqueuse. Mais une oscillation trop lente vicie toujours la pureté du chyle: car dès qu'il a été extrait, il ne reste plus dans les intestins qu'une masse fécale, composée des parties crasses des aliments, jointes aux parties grossieres des sucs digestifs, & imprégnées d'une lymphe (13) fétide. Or cette lymphe passe alors presque toute dans nos liqueurs, qu'elle rend impures. Cela se voit par les maladies cutanées auxquelles les personnes constipées sont sujet-

(13) Cette lymphe est à la partie fixe des matieres fécales à-peu-près ce que neuf est à un: selon les expériences de divers chimistes, celles de Homberg en particulier.

tes, ſans parler de beaucoup d'autres incommodités.

La ſécrétion du chyle varie donc ſouvent d'un individu à un autre, & ſouvent auſſi dans le même individu. Mais il eſt temps d'examiner le chyle hors des organes de la digeſtion, & de rechercher les métamorphoſes qu'il ſubit dans le Corps humain.

Du Chyle.

Il ne paroit à l'œil nud qu'une lymphe blanchâtre. Vû au microſcope, c'eſt un liqueur limpide où nagent une infinité de corpuſcules à-peu-près globuleux, & une ſubſtance fibreuſe. Cette liqueur laiſſe paſſer la lumiere aſſez librement: auſſi a-t-elle une ſorte de diaphanéité: & le peu de rayons que ſes globules réfléchiſſent ne produiſent qu'une blancheur légere, ſemblable

blable à celle que donneroit à l'eau un peu d'huile battue.

PLUS le chyle est éloigné de sa source, plus il est blanc : dans le réservoir de Péquet il l'est davantage que dans les vaisseaux lactés ; dans le canal thorachique, il l'est d'avantage encore.

LES globules chyleux, hors des organes de la digestion, ne sont plus atténués par ses ferments : ils nagent paisiblement dans une lymphe, où ils éprouvent une sorte de compression qui en unit plusieurs à un seul, & les rend plus compactes, plus réguliers. Or plus ces nouveaux globules sont gros & en grand nombre, plus ils réfléchissent de lumiere, plus la liqueur qu'ils composent a de blancheur. C'est ainsi que le chyle, d'abord diaphane, devient blanc, & que ce chyle déja blanc se transforme en lait plus blanc encore.

De la formation du sang.

A MESURE que le chyle circule, ses molécules s'arrondissent peu-à-peu; elles deviennent aussi plus grosses; enfin devenues réguliérement rondes & parvenues à un certain degré de grosseur, elles forment les globules sanguins.

LE sang est composé d'une lymphe limpide où nagent des parties fibreuses, des globules (14) rouges & des globules blancs.

JUSQU'ICI le globule sanguin differe de ceux du chyle en ce qu'il est plus rond, plus gros, plus compacte: il devroit donc réfléchir plus de lumiere & former par conséquent une liqueur plus blanche. Le contraire arrive néanmoins: ce globule a donc, outre la rondeur & la

(14) Ces globules rouges sont cinq à six fois plus gros que les globules blancs, & cependant vingt-mille fois plus petits qu'un grain de sable.

masse, quelque chose que ceux du chyle n'ont point: puisque ce n'est pas à ces propriétés qu'il faut attribuer la formation du sang.

A QUOI donc faut-il l'attribuer? seroit-ce au mouvement progressif de nos liqueurs, comme le prétendent quelques physiciens? Mais ce mouvement, loin d'être propre à former le sang, est fait pour le décomposer. Lewenhoech, qui a examiné la circulation dans les plus petits capillaires, a vu un globule rouge, qui se présentoit à l'embouchure trop étroite d'un vaisseau, se diviser, il en a vu un autre pressé dans un capillaire, s'applatir, perdre sa couleur & devenir jaunâtre: il est constant d'ailleurs que le sang veineux est comme dissout.

VOILÀ des faits qui prouvent que le sang ne doit point sa couleur vermeille à l'action d'un pareil principe; en voici d'autres qui confirment cette vérité.

QUAND on ouvre un œuf après trente heures d'incubation, on y trouve de petits capillaires remplis d'une liqueur rouge, formée indépendamment des puissances de la circulation.

SI, dans un animal vivant, vous liez un vaisseau lacté plein de chyle : quelques heures après, vous trouverez (15) ce chyle changé en sang.

LE mouvement progressif ne concourt donc point à la formation du globule sanguin.

QU'EST ce donc qui lui donne sa couleur pourprée ? Deux choses y concourent également : La chaleur, ce doux feu que la poule entretient dans l'œuf & que la circulation répand dans tout le corps, est une de ces causes : mais la simple chaleur ne suffit pas encore. Envain feroit-on couver un œuf qui n'auroit pas été fécondé. Envain donneroit-on au chyle,

(15) Cette expérience est connue depuis long-temps ; le Journal des savants de 1675 en fait mention.

s'il est privé d'esprits animaux, le juste (16) degré de chaleur que la nature employe dans le sanguification. Le fluide nerveux contribue donc aussi à former le sang ; & c'est pour en imprégner le chyle que l'estomac l'œsophage, les intestins, le mésentere &c. sont fournis d'une si grande quantite de glandes & de nerfs.

CHALEUR & esprit animal, voilà les vrais agents de la sanguification. A l'aide du premier le dernier pénetre, en tout sens les molécules du chyle, puis il les perce d'une infinité de pores, & rend enfin leur substance spongieuse. Ainsi le globule sanguin ne peut plus réfléchir autant de lumiere que le laiteux. Ses nouveaux pores en absorbent une partie & l'éteignent ; il doit donc perdre à la fois sa transparence & sa blancheur.

D'UN autre côté, le chyle est imprégné d'un principe salin-acide. Or le mou-

(16) Selon la division du Thermomêtre de Réaumur, le point de chaleur naturelle dans les parties internes, est au trente-quatrieme degré.

vement intestin alkalise ces sels & les éparpille dans les pores des globules, où ils deviennent propres à réfléchir les rayons rouges.

La métamorphose du chyle en sang n'est qu'une altération des globules chyleux; toutefois la formation des globules sanguins n'est pas l'ouvrage d'un moment: aussi leur perte est-elle long-temps à se réparer.

Le sang présente quelques autres phénomenes dans les liqueurs qui s'en forment: mais le mécanisme de la sanguification conduit à l'explication de toutes les autres métamorphoses qu'il subit dans le corps humain.

Si l'on conçoit l'esprit animal mis en jeu par la chaleur naturelle, perçant les molécules du chyle, on concevra aussi que ces molécules doivent être d'autant plus poreuses qu'elles sont plus long-temps exposées à son action, & qu'à la fin elles doivent être entiérement dissoutes. De cette diſſolution ſe forment de nouvelles molécules, principe d'un ſuc qu'on trouve dans certains organes excrétoires.

A CE procédé, on croiroit que la formation du globule ſanguin eſt le but principal de la nature, & que toutes nos autres liqueurs ne ſont que des matériaux deſtinés à cet effet : mais on ne trouve pas que ce globule, comme tel, puiſſe concourir aux fonctions de l'économie animale. Il eſt ſenſible au contraire, que ſa formation n'eſt qu'une gradation par où les corpuſcules du chyle doivent paſſer pour parvenir à former une autre (17) liqueur, abſolument néceſſaire à l'entretien de la machine.

CETTE diſſolution du globule ſanguin, eſt la ſuite d'une loi commune à tous les mixtes : & le dernier changement qu'éprouvent les molécules des liqueurs qui circulent dans nos veines. A

(17) La bile.

force de métamorphoses, ces molécules se trouvent donc reduites à leurs parties élementaires dont les volatiles s'échappent par la transpiration; tandis que les fixes passent par les autres voies. De ces parties dispersées de la sorte, les unes s'unissent immédiatement aux exhalaisons de l'air; les autres, à la terre; & rendues toutes ensuite à la masse commune, elles deviennent bientôt après principes de la végétation, passent dans les filieres des plantes, & vont former des feuilles, des fleurs, des fruits, qui subiront les mêmes changements & recommenceront le même cercle.

C'EST ainsi que les corps retournent toujours à leurs premiers éléments, pour reparoître sous une forme nouvelle. Loi merveilleuse! qui faisant sans cesse renaitre les choses de leur destruction, conserve l'ouvrage de la nature, & produit la stabilité des êtres par leur instabilité-même.

SECTION QUATRIEME.

Du Corps Humain considéré, d'un côté comme machine propre à se conserver elle-même, de l'autre comme machine à l'aide de laquelle l'Ame agit sur les objets extérieurs.

LES loix du mécanisme des organes de la vie sont les mêmes chez tous les hommes : mais ce mécanisme est plus ou moins parfait dans les uns que dans les autres; & à cet égard le Corps forme une machine plus ou moins solide.

L'ACTION de leurs membres sur un mobile est aussi plus ou moins efficace; & à cet égard le Corps forme une machine plus ou moins forte.

CET article est, comme on voit, destiné à examiner nos divers degrés de force.

En physique, on distingue la force en active & en passive. Toutes deux se trouvent réunies dans le corps animal : sa force active consiste dans l'action qu'il exerce sur les autres corps : sa force passive est non seulement la résistance qu'il oppose, comme massif, à l'action de toute puissance étrangere, mais encore celle qu'il oppose, comme organisé, à tout ce qui tend à déranger (1) son mécanisme. Celle-ci lui appartient en qualité de machine hydraulique : celle-là, en qualité de machine composée de léviers. La premiere peut-être égale dans différents individus, différentes especes, différents genres : la derniere varie sans cesse avec la constitution de genre à genre, d'espece à espece, d'individu à individu. L'une est renfermée dans d'étroites limites : l'autre peut toujours croitre, & n'a point de bornes déterminées.

(1) C'est dans cette derniere acception que nous prendrons toujours ce terme.

CONSIDÉRONS donc le Corps humain ſous ces divers points de vue, & voyons d'où procède l'inégalité que la nature a miſe à cet égard entre les hommes.

De la force paſſive.

CETTE force, ai-je dit, conſiſte dans la (2) réſiſtance que le Corps oppoſe à ce qui tend à troubler ſon économie; elle ſe meſure donc par l'aptitude des organes à maintenir libre leur jeu.

DIVERSES cauſes contribuent à le déranger; ſavoir l'irritation du ſyſtême nerveux, le défaut ou la ſurabondance des liqueurs, leur mauvaiſe conſiſtance & la débilitation des organes.

(2) Je me crois diſpenſé d'avertir le lecteur que cette réſiſtance eſt relative, non abſolue, ou toujours efficace: car il n'eſt aucune conſtitution qui puiſſe mettre l'homme à couvert de maladie.

A LA premiere de ces causes tiennent toutes les maladies aigues, la fievre, la pleurésie, l'affection hystérique, le mal hypocondriaque &c. Aux dernieres tiennent toutes les maladies de langueur; la paralysie, le rhumatisme, les fluxions, l'hydropisie, la cachéxie &c.

LA fluidité & la juste quantité des liqueurs sont très-propres, sans doute, au maintien de la santé: mais leur defaut ou leur surabondance dépend uniquément du genre de vie: leur consistance en dépend aussi presque toujours, & celle qu'elles tiennent de la disposition des organes ne va jamais jusqu'à troubler leurs fonctions. Ces causes n'entrent ici pour rien dans notre examen: restent donc l'irritation du systême nerveux & a débilitation des organes.

AU premier égard, il est clair que moins les organes ont de sensibilité, c'est-à-dire plus ils sont laches ou compactes, moins ils ſont expoſés à l'impreſſion des objets, moins leur jeu eſt ſujet à s'altèrer, & plus conſéquemment eſt grande la force du corps.

Au dernier égard, la queſtion eſt plus compliquée.

La force paſſive a un terme fixe où elle commence, comme tout nombre a l'unité pour principe : ce terme fixe, c'eſt la *ſanté*.

Les médecins font de pompeuſes déscriptions de cet état de la machine qui conſtitue la ſanté; ils nous parlent de ſécrétions & d'excrétions de toute eſpece, de balance entre les réparations & les pertes : laiſſons là leur ſcientifique langage, & parlons plus ſimplement.

L'animal eſt vivant tant que ſes liqueurs circulent; tant qu'elles circulent avec aïſance, il eſt en ſanté. La ſanté n'eſt donc que cette heureuſe diſpoſition du corps qui dépend du jeu aiſé des organes de la vie, ou ſi l'on veut, d'un équilibre entre les puissances de la circulation. Mais cet équilibre a une certaine étendue, renfermée entre le point où il est prêt à être rompu à l'avantage des solides, & celui où il est prêt à l'être à l'avantage des liqueurs. C'est à ce dernier point qu'est le premier degré de la force passive : voyons dans quels rapports elle augmente, & quelle progression elle suit.

Plus l'équilibre entre nos liqueurs & nos solides est parfait, plus la santé est florissante : il sembleroit donc que le plus haut degré de force doit se trouver dans ce point. Mais si l'on considere qu'un équilibre aussi exact est facile à être détruit, qu'une petite augmentation de résistance de la part des liqueurs suffit pour le rompre, & que la plupart des causes qui tendent à le détruire, le font toujours en affoiblissant le ressort organique; on sentira sans peine que la force passive exige que les organes de la circulation aient du ressort de reste, pour vaincre la résistance des liqueurs. En partant du point d'équilibre parfait, cette force croît donc à mesure que l'équilibre penche du côté des solides. Il ne faut cependant pas s'imaginer qu'elle suive toujours la même progression : non qu'en augmentant l'action des solides, on diminue la réaction des liqueurs ; mais parce qu'en continuant ainsi de l'augmenter, on doit enfin arriver au point où la violence de la circulation dégénere en maladie. Si donc la force passive a un point où elle commence, elle en a de même un où elle finit.

Jusqu'ici ce rapport, demandé entre les puissances de la circulation, paroît se trouver dans les corps dont les vaisseaux ont peu de diametre : mais si le cours des liqueurs est plus (3) accéléré dans de petits tubes, il peut par contre y être altéré beaucoup plus aisément ; car

(3) Voyez section II. l'article. *Des rapports de la circulation à la masse du sang.*

les petits tubes ſont les plus ſujets à être obſtrués. Ce rapport ſe trouve donc ſeulement dans des corps dont les vaiſſeaux ont un large calibre & un ton proportionnel.

Ainsi le plus petit degré de ſenſibilité, d'une part; de l'autre, le plus grand degré de reſſort, ſont les qualités de nos organes, propres à produire le plus haut point de force paſſive. Toutefois comme ces qualités ne peuvent ſe trouver réunies, vu que l'élaſticité, toujours néceſſaire au reſſort (4) organique des fibres, l'eſt auſſi à leur (5) ſenſibilité: pour avoir ce plus haut point, il faut compenſer le defaut de ton par la maſſe; d'où réſulte un moyen degré de reſſort joint à la grandeur du volume.

(4&5) Voyez Section I. l'article *des divers tons de nos organes*; & l'article *des organes du ſentiment conſidérés dans leurs divers degrés de ſenſibilité.*

De la force active.

PUISQUE cette force consiste dans l'action du corps sur des mobiles, elle se mesure par la résistance qu'elle peut vaincre.

ELLE a bien quelque chose de commun avec la passive; mais elle ne suit pas la même progression. Plus l'équilibre entre les puissances de la circulation est parfait; plus la santé est florissante. Qu'il s'en faut néanmoins que, dans cet état, nous éprouvions toute la force dont nous sommes capables! Cet équilibre est-il rompu à l'avantage des liqueurs? La foiblesse succede, il est vrai: mais la force augmente toujours à mesure qu'il est rompu à l'avantage des solides. La plus grande force active se trouve donc dans la plus violente (6) oscillation

(6) Cela se voit à la vigueur prodigieuse du corps dans la colere, la phrénésie, le transport & les convulsions.

des organes au lieu que la plus grande force passive se trouve dans leur oscillation la plus propre à maintenir le cours aisé, mais modéré, des liqueurs. Ainsi le même animal peut-être en même temps fort & foible à ces divers égards.

Mais la force active dépend de plusieurs causes, différentes de celles qui maintiennent la santé; & il importe d'examiner ici les principales.

Le Corps humain, considéré sous ce point de vue, est une machine admirable, composée de léviers tirés par des cordes & mise en jeu par diverses puissances.

Mais comme ces léviers sont formés de pieces rapportées, unies entre elles par des ligaments; la force de cette machine est d'abord proportionnée à la solidité de ces pieces & de leurs attaches. Elle l'est aussi à l'action des puissances qui agissent, & à la fermeté des cordes qui servent à transmettre cette action. Ainsi la force active tient à un rapport quadruple entre la puissance des muscles, la fermeté des (7) tendons, la solidité des os & celle de leurs attaches: & comme ce rapport varie d'un individu à un autre, cette force doit varier dans tous les individus.

La puissance des muscles dépend de la violence de leur contraction: celle-ci dépend à son tour du ressort & du volume de ces organes, comme je l'ai fait voir (8) plus haut.

Quant aux tendons, puisqu'ils sont des prolongements, ou plutôt les fibres mêmes qui, unies plus étroitement, forment le ventre du muscle leur fermeté tient à la masse de cet organe, & suit les mêmes rapports.

A l'égard de la solidité des os, elle

(7) Les fibres des tendons ne se contractent pas comme celles du reste du muscle: elles n'agissent donc qu'en qualité de cordes.

(8) Voyez Section II. l'article. *Des rapports de la circulation à la solidité, figure & grosseur de ses organes.*

tient à leur ſtructure, à leur figure & à leur connexion.

LES os forment par leur union naturelle, une charpente réguliere nommée *ſquelette*.

LEUR ſubſtance eſt compoſée d'une matiere blanche, faite de pluſieurs lames ſolides placées par couches les unes ſur les autres; d'une matiere ſpongieuſe, faite d'une tiſſu croiſé de ces mêmes lames; d'un réſeau, formé de filets venants de cette matiere ſpongieuſe; enfin, d'une ſubſtance moëlleuſe. C'eſt ce réſeau qui occupe la cavité de l'os, & en ſoutient la moëlle.

DANS la plupart on trouve toujours ces quatre ſubſtances, moëlle, réſeau, matiere ſpongieuſe & matiere blanche; mais en différentes proportions.

DE la derniere dépend preſque toute leur ſolidité: la matiere ſpongieuſe y contribue peu; le réſeau, moins encore;

quant à la moëlle, elle ne sert qu'à les rendre moins cassants. Ainsi plus la matiere blanche est compacte & plus ses couches sont multipliées, plus l'os est solide.

Les os se divisent, suivant leur espece, en différentes parties désignées sous le nom de *régions*.

Dans les os longs & ronds, on distingue un milieu appellé *corps*, & deux extrêmités nommées *têtes*.

Dans les os plats & larges, on distingue deux *faces*, un *centre*, une *circonférence* & des *rebords*.

Si la solidité des os tient à leur substance, elle tient aussi à leurs dimensions comme celle des léviers; & à cet égard, plus ils sont courts, plus la machine qu'ils forment est solide.

Enfin elle tient à leurs articulations.

Les os sont joints l'un à l'autre par

des ligaments : c'eſt cette jonction qui ſe nomme *artitulation*.

L'ARTICULATION eſt deſtinée au mouvement des parties unies, & à les tenir fixes.

LES os ſe meuvent circulairement & en tous ſens, comme les genouils ; en deux ſens oppoſés, comme les charnieres ; autour d'un axe, comme un gond ; ou enfin en avançant & reculant, comme la couliſſe.

LA ſolidité des articulations à genouil eſt proportionnée à la groſſeur de la tête de l'os & à la profondeur de ſon emboîtement. Auſſi l'articulation du *fœmur* avec les *innonimés* eſt-elle beaucoup plus forte que celle du *carpe* avec *l'avant-bras*, & plus encore que celle du *métacarpe* avec les *doigs*.

QUANT à l'articulation en charniere, où les os ſe reçoivent réciproquement par des éminences & des cavités diſpoſées en poulies, & font arrêtés par des ligaments latéraux qui font l'office d'axe, sa solidité dépend de l'épaisseur de ces éminences.

CELLE de l'articulation en gond tient moins à la grosseur de l'os qui forme le pivot, qu'à celle de celui qui forme l'anneau.

ENFIN celle de l'articulation en coulisse dépend presqu'entiérement de l'épaisseur des bords de la rénure.

RESTE à examiner la fermeté des ligaments, dont nous n'avons qu'un mot à dire; c'est qu'elle est proportionnée à leur masse, comme celle des tendons.

VOILÀ, quant aux parties de cette machine, ce qui peut lui donner plus ou moins de solidité & de force: mais il résulte de leurs différentes combinaisons des différences bien sensibles dans leurs effets.

LES os par leur assemblage forment de vrais léviers; leur action sur un mobile doit donc varier avec l'éloignement de la puiſſance à la réſiſtance, & de celle-ci au point d'apui.

Ces léviers ſont tous du troiſieme (9) genre : ainſi plus la puiſſance eſt proche de la réſiſtance, plus ſon action eſt efficace.

Chaque muſcle eſt compoſé d'un ventre & de deux tendons. L'un de ces tendons eſt attaché à quelque os, & il forme à l'endroit de ſon inſertion le point où s'applique la puiſſance : l'autre s'inſere à quelque partie voiſine, où il agit bien auſſi comme moteur ; mais ſon action ne ſert alors qu'à fixer toute celle du muſcle ſur l'os auquel s'inſere le premier. Une des extrêmités de cet os eſt le point d'apui;

(9) Dans l'avant-bras ſoulevant un fardeau par exemple, le point d'apui eſt à l'articulation du coude, la réſiſtance à l'extrêmité du métacarpe, la puiſſance à l'inſertion des muſcles *biceps* & *brachiaus interne*.

Lorſque la machine entiere eſt en action, le corps, quoique compoſé lui-même d'un grand nombre de léviers, doit être regardé comme un lévier ſimple : le point d'apui eſt aux extrêmités inférieures ; la réſiſtance, aux extrêmités ſupérieures ou à telle autre partie qui porte ſur le mobile ; & la puiſſance, au centre des efforts de tous les muſcles.

pui ; l'extrêmité opposée est celui de résistance. Ainsi plus les tendons ont de longueur & plus ils s'inserent loin du ventre des muscles, plus la force du corps est considérable.

La vérité de cette loi saute aux yeux dans l'examen de la machine animale. Prenons pour exemple le *tendon d'Achiles*, le plus gros (10) de tous.

Ce tendon s'attache à la partie postérieure du talon, & produit par l'épanouissement de ses fibres *l'aponévrose plantaire*. Or un homme blessé au tendon d'achiles, ne peut se tenir debout : car, quoique les muscles *jambier* & *péronier* suffisent pour étendre le pied, l'endroit par où ils passent de la jointe à cette partie est trop proche du point d'appui. L'éloignement de ce tendon à l'articulation fait donc toute la force du pied : & plus cet éloignement est considérable,

(10) Il est formé, comme on sait, par l'union des tendons de deux muscles, appellés l'un *les jumeaux* ; l'autre, *le solaire*.

plus eſt grande cette force, comme l'expérience le prouve. Les animaux les plus vites à la courſe ont tous ce tendon fort éloigné de l'articulation: les hommes qui ont le talon le plus long, ſe fatiguent auſſi le moins à marcher.

Si l'action des muſcles augmente à meſure que leurs tendons ſont attachés aux os près de la partie qui fait la réſiſtance, il eſt évident que moins les os ſont longs, plus doit être grande la force du corps.

Aux extrêmités des os longs, on trouve des éminences adhérentes nommées *apophiſes* & d'autres non adhérentes appellées *épiphiſes*. La forme large & évaſée qu'elles procurent aux os, rend leurs articulations plus fermes, en multipliant les points d'appui. Elles augmentent auſſi l'action des muſcles, (dont les tendons paſſent par deſſous), en ſervant de poulies aux cordes des léviers. Ainſi plus ces éminences ſont groſſes, ſans toutefois gêner les mouvements, plus le corps est fort.

Il y a encore certaines proportions entre différentes (10) parties du corps, d'où depend sa plus grande force, & qui cependant semblent n'y point tenir. Ces proportions sont fixées sur l'usage de ces parties, & les rapports qu'elles ont les unes avec les autres, comme principe ou organe du mouvement.

Rapprochons nos observations, & tirons la conséquence.

Plus les fibres jouissent d'un grand ressort organique, plus les muscles ont de masse, plus les membres sont courts, les épaules & la poitrine larges, les organes qui caractérisent le sèxe gros, de même que ceux de la circulation, le cer-

(10) Je ne fais pas entrer dans ces parties les chairs & la graisse : car elles ne font qu'une matiere surabondante, qui enfle le volume des membres & les chargent d'un poids inutile. Ce n'est pas qu'il ne faille que le corps soit bien nourri : mais il suffit qu'il ait assez d'embonpoint pour soutenir les muscles.

veau & l'épine médullaire, & plus le corps a de force. Aussi répresente-t-on Hercule avec des muscles saillants & durement exprimés, des membres racourcis, les épaules larges de même que la poitrine, le corps ramassé; & non avec une taille élégante & svelte, les muscles arondis & presque sans saillie, les bras menus & les jambes fines, tel qu'on peint le beau ganimede.

Je n'ai plus qu'un mot à ajouter. Quoique la force active soit une seule & même puissance, on la désigne toutefois sous deux différentes dénominations, relativement à la grandeur de l'action qu'elle deploie & à la durée qu'elle peut le faire. On la nomme *vigueur*, lorsqu'elle ne peut surmonter une résistance que pour peu de temps: elle retient le nom de force (robusticité) lorsqu'elle peut pendant long-temps surmonter cette résistance.

L'HOMME fort, robuste est capable de grands efforts & d'efforts soutenus : l'homme vigoureux est capable d'efforts violents: mais momentanés. La robusticité dépend de la masse des solides mis en mouvement par une suffisante quantité de fluide nerveux : la vigueur dépend au contraire du plus haut degré de ressort organique.

SECTION CINQUIEME.

Du Corps Humain considéré comme machine à l'aide de laquelle l'Ame est en relation avec les objets sensibles.

Le Corps, considéré dans l'organe général du sentiment, est une machine simplement composée de nerfs & de productions nerveuses: Considéré dans les organes des sensations, c'est une machine d'une structure très-recherchée, où les sens sont les parties sur lesqu'elles agissent les objets: les méninges, la masse d'apui; & les nerfs, les cannaux qui transmettent à l'Ame les impressions reçues.

Nous avons déjà parlé des méninges & des nerfs, reste à examiner les instruments propres des sensations.

Chaque sens a un organe particulier; & cet organe, de peu d'étendue dans tous les autres ſens, a dans celui ſeul du toucher (1) ſon ſiege par tout le Corps.

Le toucher n'eſt pas ſeulement la ſenſation la plus étendue, il eſt encore la baſe des autres: car elles ſont toutes produittes par l'application des objets ſenſibles. Il y a donc dans l'animal un ſens univerſel; puiſque tout ce qu'il y a de matériel dans l'univers eſt tactile.

Du ſens du toucher.

L'organe de toucher proprement dit, c'eſt la *peau*. La peau eſt une toile épaiſſe, ſerrée, ſouple & extenſible, tiſſue de fibres charnues, de filets nerveux, de vaiſſeaux ſanguins & lymphatiques: entrelaſſés en tous ſens: comme le démontrent les diſſections, les injections &

(1) Le toucher n'eſt pas borné à la peau; il s'étend à l'intérieur du Corps, comme à ſa ſurface. On en éprouve les impreſſions dans les doux embraſſements de l'amour & les douleurs aigues de la colique.

les autres préparations anotomiques, faites pour connoître la ſtructure de cette enveloppe générale.

La peau eſt attachée au corps par les vaiſſeaux-mêmes qui forment ſon étoffe: dans pluſieurs (a) endroits, elle y tient encore par des fibres charnues: mais plus communément par un tiſſu cellulaire.

Ce tiſſu eſt composé de lames nerveuſes très-fines, appliquées les unes contre les autres de façon à repréſenter un gâteau feuilleté: c'eſt dans les cellules de ce tiſſu que les extrêmités artérielles dépoſent une liqueur huileuſe, qui devient graiſſe en ſe figeant.

Des filets nerveux qui ſe portent à la ſuperficie, les uns forment (ſous le cuir) des glandes, leſqu'elles par leur union avec les lymphatiques préparent une humeur muſcillagineuſe, néceſſaire à la perfection du tact: d'autres y forment des bulbes qui, jointes aux fibres aponé-

(a) Au viſage par exemple.

vratiques, donnent naiſſance à diverſes eſpeces de poils : le reſte, après avoir concouru à la formation de la peau, ſe termine à ſa ſurface externe pour y devenir l'organe immédiat du toucher.

Les extrêmités des filets nerveux, qui perçent le cuir ſe dépouillent de l'enveloppe qu'ils tiennent de la dure-mére. Cette enveloppe ſe partage en pluſieurs lambeaux : ceux-ci, ſe collant entr'eux, forment un tiſſu réticulaire, ſenſible même à l'œil nud. Ainſi dépouillées, ces extrêmités s'épanouiſſent & s'élevent entre les mailles de ce tiſſu en forme d'éminences pyramidales, connues des anatomiſtes ſous le nom de *houpes*, de *papilles*, de *mamelons nerveux*. On les diſtingue aiſément à l'aide du microſcope, & l'on remarque qu'elles ſont perpendiculaires à la ſurface de la peau dans toute ſon étendue, excepté à l'extrêmité des doigts dont elles ſuivent la direction allongée.

Le ſuc, qui ſuinte des houpes nerveuſes & ſe répand autour d'elles, ſe fige en partie, ſe durcit & forme une eſpece de corps muqueux, qui s'unit au réſeau dont nous venons de parler & ne fait plus qu'un même tout avec lui.

Le corps muqueux retient le même nom, quand il recouvre entiérement les éminences nerveuſes, comme à la peau; car lorſqu'on l'en détache, on y trouve autant d'enfoncements ſemi-ſphériques qu'il recouvroit de mamelons. Mais ſi ces mamelons s'élevent au-deſſus de la couche commune, comme à la langue de pluſieurs eſpeces de quadrupedes; le corps muqueux, ne recouvrant (3) pas de même leurs ſommités, eſt perforré à cet en-

(3) Ce n'eſt pas que ces ſommités ſoient laiſſées entiérement à nud. Le ſuc dont eſt formé le corps muqueux, recouvre plus ou moins tous les mamelons d'où il tranſude; & la chaleur naturelle ſuffiroit pour lui donner la conſiſtance de membrane, lors même que le contact de l'air ne contribueroit pas à ajouter de nouveaux degrés d'adhéſion aux particules de ce ſuc expoſées à ſon action. Mais c'eſt que la lame qui recouvre le ſommet des papilles nerveuſes, étant extrêmement déliée; ſe ſépare du reſte, lorſqu'on vient à détacher le réſeau.

droit: & alors on le nomme *corps réticulaire.*

DANS les regions, de la peau, où les houpes nerveuſes ſont longues & en grand nombre, ou la ſécrétion de leur ſuc eſt excitée par le contact répété des corps extérieurs, & où ce ſuc eſt condencé à meſure qu'il s'épanche, comme à la paume des mains & à la plante des pieds; le corps muqueux recouvre entiérement les papilles nerveuſes, & devient plus épais que dans toute autre région.

A L'ÉGARD des capillaires ſanguins & lymphatiques, qui concourent à la formation de la peau; les uns dégénerent en fibres tendineuſes, les autres conſervent leur cavité. Mais les ſanguins ne ſont nulle part aſſez amples, pour admettre d'une maniere ſenſible la partie rouge du ſang. ſi ce n'eſt dans le réſeau vaſculaire des joues, où elle donne à la peau ce teint vermeil qui embellit la face, & que les poëtes ont comparé au coloris des roses : partout ailleurs, elle suffit à peine pour lui donner cette teinte légere, qu'on nomme couleur de chair.

Ces capillaires, après s'être entrelassés de mille manieres, perçent la plupart le cuir, se terminent à sa surface externe comme les filets nerveux, s'y épanouissent & forment les conduits excrétoires destinés à donner passage aux vapeurs qui se rendent à la peau ; tandis que l'épanouissement de leurs parois, joint aux couches extérieures du corps muqueux, forme *l'épiderme* ou *sur-peau* ; membrane subtile destinée à récouvrir les mamelons & à les garantir de l'impression trop vive des objets.

Le sur-peau ne recouvre cependant pas les orifices des tubes éxcrétoires. A l'aide du misceroscope, on voit en été ces orifices ouverts, d'où suinte la sueur ; & l'on sent bien que sans cela, la transpiration ne pourroit se faire.

L'épiderme n'est pas partout également mince; les contacts multipliés l'épaississent comme le corps muqueux: de-là l'épaisseur de celui de la plante des pieds & de la paume des mains: de-là encore ces calus qui y viennent quelquefois.

VOILÀ ce que les recherches anatomiques nous apprennent sur la structure de l'organe du toucher.

AINSI les fibres charnues, les nerfs & les vaisseaux qui se portent à la surface du corps y forment un tissu servant de base à tout le reste des houpes nerveuses, organe immédiat du toucher; un corps muqueux & un sur-peau, destinés tous deux à rendre plus distincte l'impression des objets sur cet organe: & sous le cuir, des glandes qui servent à préparer une lymphe muscillagineuse propre à perfectionner le tact.

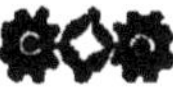

Du sens du goût.

On a cru long-temps que la langue seule étoit l'organe du goût : mais l'expérience a prouvé le contraire. Il s'est vu des hommes, nés sans langue, distinguer les saveurs ; il s'en est vu d'autres les distinguer encore après la perte de cet organe.

La théorie est là-dessus d'accord avec le fait : car l'on découvre des mamelons nerveux distribués au palais, à l'intérieur des joues & au fond de la bouche, assez semblables à ceux de la langue.

Quoiqu'à la rigueur on puisse regarder les membranes de la bouche comme organe du goût ; la langue l'est toutefois d'une façon particuliere. Examinons en la structure.

La langue est composée de fibres charnues, renfermées dans une gaine membraneuse très-forte. Ces fibres sont environnées d'un tiſſu moëlleux qui, en les tenant écartées les unes des autres, rend la ſubſtance de l'organe entier plus ſouple. A ſa racine, elles s'allongent pour former ſes muſcles, & vont enſuitte s'attacher aux parties d'alentour.

LA langue reçoit quelques branches nerveuſes de la neuvieme paire, la petite portion de la huitieme, & une branche du maxillaire inférieur.

CES nerfs ſe ramifient dans ſon tiſſu. De ces ramifications, les (4) unes y laiſſent leurs extrêmités; les autres ſe terminent à ſa ſurface, & s'y dépouillent de l'enveloppe qu'elles tiennent de la duremere. Cette dépouille forme une eſpece de toile nerveuſe qui fortifie l'enveloppe de la langue; & les extrêmités ainſi dépouillées s'élevent au deſſous, s'épanouiſſent en forme de mamelons & deviennent l'organe du goût.

(4) Particuliérement celles des huitieme & neuvieme paires.

La toile nerveuſe ſur laquelle s'élevent ces extrêmités eſt douée de ſentiment ſans contredit; mais on ignore ſi, comme les levres, elle n'eſt ſuſceptible que des ſenſations du toucher ou ſi elle éprouve l'impreſſion des ſaveurs.

Les mamelons de la langue ont une ſtructure différente de ceux de la peau. Les derniers ſont petits, compactes & recouverts d'une membrane déliée, mais d'un tiſſu ſerré : les premiers ſont plus gros, plus poreux, plus ouverts: ils ſont auſſi abreuvés de beaucoup de lymphe, enchaſſés dans des gaînes pliſſées, & recouverts d'une pellicule très-fine mais d'un tiſſu très-lâche. C'eſt cette pellicule, nommée *périgloſſe*, qui leur donne des gaines.

Ces mamelons n'ont pas tous la même figure. Les uns ſont faits en champignons montés ſur des pieds; les autres, comme des lentilles; des troiſiemes, en forme

forme de pyramide. Ils n'ont pas tous non plus les mêmes dimensions : autour du trou borgne jusqu'à la hauteur du frein, en suivant le milieu de la langue, leur longueur est la plus considerable ; mais elle diminue à mesure qu'ils s'en éloignent. A l'égard du volume, on observe que les plus gros sont aussi les plus courts.

Examinez au microscope, ils paroissent composés de petits (5) cylindres, composés eux mêmes de petits filets nerveux épanouis.

On doit distinguer dans chaque mamelon un centre & une circonférence : celle-ci est blanchâtre ; l'autre rougeâtre.

Quand on examine avec une forte loupe la langue d'un animal vivant, on observe que la teinte du centre vient de la réunion des extrêmités de plusieurs capillaires sanguins.

(5) Ces petits cilindres sont assez semblables aux étamines des fleurs.

On observe encore que remplis de leurs liqueurs, ces capillaires tiennent dilatés les pinceaux nerveux; vuides, ils les laissent s'affaisser.

On observe enfin que leurs extrêmités son séparées les unes des autres par des cloisons blanches très-déliées.

La circonférence du mamelon est formée des lames que la pie-mere fournit aux filets nerveux, & elle sert à tenir ensemble tous ces filets que les cloisons blanches tiennent écartés.

Sa substance est spongieuse, très-propre conséquemment à s'imprégner des sucs savoureux: aussi est-ce là que demeurent les principes qui conservent le gout des aliments, long-temps après qu'on les a mangés. Arosée de quelque liqueur, elle forme une espece de bourelet qui découvre l'extrémité du mamelon: mais elle s'allonge par delà & le renferme, quand elle n'est pas humectée, alors ses rides la font paroitre hérissée de filaments blanchâtres. Cela se voit en ratissant la langue ou bien en y appliquant quelque astreingeant.

La langue essuyée s'humecte de nouveau. Les liqueurs qui l'arrosent viennent d'une double couche glanduleuse qu'on découvre sous l'enveloppe de cet organe. L'une, située près du trou borgne, est solide & percée d'une multitude de pores, ouverts autour de la base des gros mamelons qui s'y trouvent, d'où suinte une lymphe subtile : l'autre, placée à la racine de la langue, est folliculeuse & fournit un muscillage lymphatique.

Les divers mouvements, dont les fibres de la langue sont susceptibes, font prendre à cet organe différentes figures : ils excitent aussi le sécrétion des liqueurs dont nous venons de parler ; & celles-ci, en abreuvant les mamelons, déterminent les sucs savoureux à s'y introduire.

Ainsi les principes des ſaveurs, diſſous dans un véhicule convenable, ſont abſorbés par les pores de l'enveloppe des mamelons & portés juſques dans les papilles nerveuſes, ſur leſquelles ils produiſent des impreſſions diverſes.

Du ſens de l'odorat.

Chacun ſait que le nez eſt l'organe de l'odorat : voyons un peu comment cet organe eſt conſtruit pour recevoir l'impreſſion des corps odorants.

L'intérieur du nez forme deux cavités ſeparées par une cloiſon. Ces cavités ſont aſſez étroites à leur entrée (6) ; mais elles s'élargiſſent à meſure qu'elles s'en éloignent : elles ſe réuniſſent enſuite en une ſeule qui pénetre juſqu'au

(6) Cette entrée ſe nomme vulgairement l'ouverture des narines.

fond du gosier, & communique avec la bouche à l'aide du trou borgne.

TOUTE cette cavité est tapissée d'une membrane (que les anatomistes nomment pituitaire) formée d'un lacis vasculeux & nerveux parsémé de très-petites glandes.

CETTE membrane reçoit ses nerfs principalement de l'olfactoire ; de l'ophtalmique elle reçoit une simple branche, & du maxillaire superieur un petit rameau. Ces nerfs se ramifient tous en un nombre prodigieux de filets, dont les uns s'épanouissent, se joignent à des sécrétoires liquoreux, & produisent des glandules ; les autres s'entrelassent de mille manieres, ils se dépouillent ensuite de leur premiere tunique, & se terminent enfin à la surface externe de la membrane pituitaire, comme les veinules & les artérioles.

LES sommités de ces ramifications nerveuses & vasculeuses forment par leur réunion une espece de velouté très-ras, fort propre à s'imbiber des principes des odeurs. Mais les nerveuses seules s'épanouissent en forme de mamelons, & ce sont ces mamelons qu'on doit regarder comme l'organe propre de l'odorat.

On observe que leurs filets sont plus creux, plus déliés & moins chargés de parois que ceux des houpes de la peau ou de la langue : conséquemment ils sont plus délicats.

Des extrêmités artérielles de ce velouté découle une liqueur muqueuse nommée (7) pituite : cette liqueur donne aux mamelons nerveux la souplesse nécessaire à leurs fonctions.

Enfin l'on remarque que l'intérieur du nez est garni de chaque côté de deux especes de *cornets d'oublie*, qui par leurs coutours embarassent le passage des vapeurs odorantes, les obligent de s'y re-

(7) C'est de ce nom que la membrane pituitaire tire la sien.

pandre & d'y séjourner plus long-temps. Ainsi arrêtées sur leur organe, leur impression devient plus forte, plus durable, plus parfaite.

Du sens de l'ouie.

L'OREILLE est l'organe de l'ouie. Comme cet organe est très-composé : divisons le d'abord en grandes masses, pour mieux le considérer ; puis nous l'examinerons en détail.

ON distingue l'oreille en interne & en externe. Celle-ci, destinée à ramasser les sons, est faite d'une substance cartilagineuse en forme de conque : celle-là, destinée à les modifier, est composée de trois différentes parties, connues sous le nom de *conduit*, de *limaçon* & de *trompe d'Eustache*.

L'oreille externe est attachée à la tête par des muscles, propres à la redresser & à l'ouvrir : mais ces muscles n'ont presque point d'action chez l'homme faute d'exercice.

Cette partie n'a rien d'intéressant à observer ; passons à l'examen de l'oreille interne.

Le conduit touche par l'une de ses extrêmités à la conque ; par l'autre, il se termine à une membrane (nommée *tambour* ou *tympan*) qui forme comme la premiere porte des grottes de l'ouïe.

Le centre du tympan s'enfonce un peu vers la (8) grotte qui est derriere. On remarque dans cette grotte une petite machine qui aboutit d'une part à ce centre & de l'autre, à l'entrée d'une seconde grotte. Cette machine, disposée en forme d'une double bascule, & tirée par des

(8) La *caisse*.

des muſcles, ſert à mettre le tambour en état de tranſmettre à l'organe de l'ouie des vibrations plus parfaites, & à le garantir des impreſſions qui pourroient le bleſſer. Car dès que l'oreille eſt frappée par quelque bruit violent, à l'inſtant il eſt pouſſé en dehors par la partie de la baſcule qui aboutit à ſon centre; il ſe trouve donc relâché: par le même mouvement, la partie oppoſée de cette baſcule ferme l'entrée de la ſeconde grotte, & affoiblit encore l'impulſion de l'air. Ainſi eſt moderée la violence des ſons. Lorſqu'ils ſont fort foibles, la baſcule ramene le tambour en dedans, le tend d'avantage & le rend plus ſuſceptible d'être vivement ébranlé; en même temps, elle ouvre la ſeconde grotte, & facilite les vibrations de l'air intérieur. Mais lorſque le ſon eſt moderé, le tambour garde une tention moyenne. A l'aide de ce mécaniſme, la tention de cette membrane eſt toujours proportionnée à la force des vibrations de l'air : elle les communique donc à l'organe de l'ouïe d'une façon plus parfaite.

La double bascule, dont nous venons de parler, est composée d'osselets que les anatomistes nomment *marteau*, *enclume*, *étriers* & *os orbiculaire*. C'est le marteau qui s'applique au tympan, & c'est la base de l'étrier qui fait la porte de la seconde grotte.

Outre ces ressorts, la premiere grotte contient un air subtil, qu'elle reçoit du fond du gosier par un canal appellé trompe d'eustache, dont le pavillon s'ouvre (9) proche la communication du nez avec la bouche. Cet air est destiné à soutenir le tympan, & à communiquer à l'organe immédiat de l'ouie les vibrations qu'il reçoit du déhors.

(9) On entend mieux, bouche ouverte que fermée : non seulement parce que les vibrations sonores se communiquent alors plus facilement par le trou borgne à l'air intérieur de l'oreille ; mais aussi parce que la charniere de la machoire, cesse d'être appliquée contre le conduit & le laisse plus libre.

L'ORGANE immédiat de l'ouie est renfermé dans deux autres cavités : l'une se nomme *labyrinthe* ; l'autre *limaçon*. Ces cavités ont chacune un court conduit qui s'ouvre dans la premiere grotte, & entre elles un conduit commun.

L'ENTRÉE de chaque conduit est garnie d'une membrane tendue, dont l'office est d'ébranler l'air contenu.

LA partie supérieure du labyrinthe contigue à la partie du conduit, nommée *sinus mastoïde*, s'appelle *vestibule*. Du vestibule partent trois canaux, sémi-circulaires. Ces canaux après avoir formé un peu plus d'un demi-cercle hors de cette partie du labyrinthe, reviennent s'y rendre.

A L'EXTRÊMITÉ de l'oreille interne est le limaçon. Il est fait de deux canaux en forme de spirale, separés par une membrane nerveuse fort déliée, & soutenue par des avances de lames osseuses. L'embouchure de l'un communique avec le vestibule; l'autre s'ouvre dans la premiere grotte.

PAR la structure des parties que nous avons examinées jusqu'ici, tout concourt à faire entrer & à retenir les vibrations sonores; mais rien de plus. La conque ramasse ces vibrations & les conduit, les porte jusqu'au tympan. L'impression que le tympan a reçue de l'air exterieur, il la communique à son tour à l'air intérieur. Les vibrations de celui-ci enfilent d'une part les embouchures du vestibule & des conduits semi-circulaires; de l'autre, les embouchures du limaçon: les premieres vont se briser l'une contre l'autre, au milieu de leur trajet: les dernieres se propagent le long de la spirale; parvenues à l'extremité, elles se brisent aussi & contre le fond du limaçon & l'une contre l'autre. Mais pour produire leur effet, elles ont toutes besoin d'un organe qui reçoive immédiatement l'impression de la collision. Cet organe est la mince tunique (10) nerveuse qui tapisse l'oreille interne; & c'est l'impression de cette collision sur cette tunique qui produit les sensations de l'ouie.

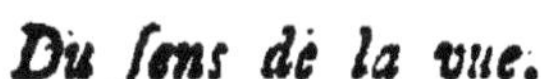

Du sens de la vue.

FAUT il dire que l'œil est l'organe de la vue? Cet organe n'est pas simplement fait pour être affecté par la lumiere, il est de plus un instrument propre à modifier ses rayons de maniere à produire des sensations parfaites. Donnons ici une idée de sa structure.

L'OEIL est composé de tuniques & de liqueurs.

LES nerfs optiques, dont les yeux sont des productions, tirent leur origine

(10) Cette tunique est une expansion de la septieme paire.

du centre moëlleux (11) du cerveau. Delà, ils se portent vers la partie antérieure de la tête, en se rapprochant l'un de l'autre; ils s'unissent ensuite comme en un seul, mais sans se croiser, sans se confondre; puis ils s'écartent, enveloppés jusqu'alors de la pie-mere seulement, & recouverts des lobes antérieurs du cerveau: enfin quelques lignes après leur séparation, ils entrent chacun dans un des trous osseux qui conduisent aux orbites, où ils recoivent de la dure-mere la gaine qu'elle fournit à tous les nerfs. Cette gaine les resserre en un plus petit volume.

IMMÉDIATEMENT au sortir du trou osseux, la dure-mere se divise en deux lames. L'une, assez mince, tapisse intérieurement l'orbite: l'autre, plus épaisse, continue à servir de gaine au nerf & le suit l'espace d'environ quinze lignes,

(11) De ces parties que les anatomistes nomment *les couches des nerfs optiques*.

puis elle s'épanouit tout à coup, & se boursoufle en globe.

Avant de s'épanouir, cette lame fait un replis rentrant, qui étrangle le calibre du nerf & semble le séparer du globe. Ainsi la dure-mere forme la tunique extérieure de l'œil, connue sous le nom de *cornée*; dont la seule portion qui répond antérieurement à la prunelle est transparente.

Quoique continuation de la cornée opaque, la cornée transparente forme par sa saillie au-dessous de la sphere commune de l'œil, une portion de sphere plus petite, destinée à rassembler un plus grand nombre de rayons.

La pie-mere se boursoufle aussi en globe, comme la lame interne de la dure-mere; & fait de même avant de s'épanouir un replis rentrant. Ensuite cette membrane se divise en deux lames, pour former les tuniques intérieures de l'œil; une solide qui est exactement appliquée à la furface interne de la cornée qu'elle double, & une mince qui forme la *choroïde* ou *l'uvée*, organe (12) immédiat de la vifion. Celle-ci n'eft proprement qu'un lacis fort lâche des vaiffeaux nerveux qui fortent de la furface interne de la lame folide dont je viens de parler. Les extrêmités des vaiffeaux qui s'ouvrent à la face externe de cette lame forment un tiffu velouté, ordinairement imprégné d'une liqueur noire. Quelques anatomistes font de ce velouté une tunique particuliere, qu'ils nomment *feconde* choroïde.

La choroïde fe dédouble près la partie antérieure de l'œil, & fe replie vers le milieu de cet organe. Sa lame externe forme l'*Iris*, au milieu duquel fe voit le

(12) C'eft l'uvée qui eft l'organe immédiat de la vifion, non la rétine comme on le penfe communement. L'uvée a toutes les qualités requifes pour cela. Elle eft une continuation de la pie-mere, vrai organe des fenfations : elle eft élaftique, conféquemment fufceptible d'être ébranlée par les rayons de lumiere ; enfin elle eft enduite d'une liqueur propre à les abforber & à recevoir leur impreffion : au contraire la rétine eft infenfible ; car la lumiere la traverfe librement fans l'ébranler.

trou de la prunelle : sa lame interne forme la *couronne cyliaire*; au centre de laquelle est enchassé le *christallin*.

DANS l'Iris on remarque des fibres musculaires disposées, les unes en cercles, les autres en rayons, & destinées à dilater ou à rétrecir la prunelle.

EN examinant avec soin la couronne cyliaire, on reconnoit que ses *processus* sont la continuation des franges nerveuses & vasculeuses, qui forment le tissu velouté de la choroïde. A leur extrémité, ces franges sont plissées & débordent, comme en flottant, de près d'un quart de ligne la lame dont l'Iris est formée.

CETTE lame se redouble sous les fibres cyliaires, & par le tissu serré de ses houpes, disposées en couches parallelles, elle devient blanchâtre & épaisse.

LE cristallin, dont la forme est lenticulaire, se trouve composé de plusieurs couches toujours plus dences à mesure qu'elles approchent de celle du centre, comme on le voit à l'aide de la macération.

L'ESPACE de l'œil, qui est devant la couronne cyliaire & le cristallin, est tout rempli d'uue liqueur limpide : qu'on appelle *l'humeur aqueuse*.

L'IRIS nage au milieu de cette humeur, & divise cet espace en deux petites chambres ; une antérieure, terminée par l'Iris & la cornée transparente ; une postérieure renfermée entre la couronne cyliaire, l'Iris le cristallin.

L'HUMEUR aqueuse est filtrée par les vaisseaux de la choroide, qui forment l'Iris.

LE cristallin fait la seconde humeur de l'œil, qui est de même fournie par les vaisseaux de la choroide.

DERRIERE la couronne cyliaire, le globe de l'œil forme une chambre beaucoup plus grande que les deux autres, & entiérement remplie d'une liqueur diaphane connue ſous le nom d'*humeur vitrée.* Le criſtallin eſt placé à la ſurface antérieure de cette humeur, comme un diament dans le chaton d'une bague.

Du mélange des liqueurs que filtrent les extrêmités artérielles & nerveuſes du velouté de la choroide réſulte l'enduit de ce velouté.

Jusqu'à la choroïde, le diametre des artérioles eſt aſſez large pour laiſſer paſſer les fouffres du ſang; mais il s'appetiſſe tout à coup, au point de ne donner plus paſſage qu'à la lymphe extrêmement ſubtile qui forme & entretient les humeurs de l'œil.

A l'égard de leur conſiſtance gélatineuſe, ces humeurs la tiennent du fluide nerveux qui les pénetre. La vitrée forme une gelée aſſez dence; & cela doit être, car elle ſe trouve bien pénetrée de ce fluide, embraſſée comme elle l'eſt par toutes les enveloppes du nerf optique

& immédiatement par sa partie moëlleuse. Par cette raison, le cristallin doit avoir plus de consistance encore; car, outre ces enveloppes qu'il a en commun avec la vitrée, sa circonférence, qui est très-petite, est embrassée, à l'aide de la couronne cyliaire, par toutes les extrêmités nerveuses de la choroide. Au contraire l'humeur aqueuse, étant peu pénétrée de suc nerveux, manque de consistance.

La partie moëlleuse du nerf optique s'épanouit comme les tuniques qui lui servent de gaine, & forme une toile nommée *rétine*. Cette toile destinée à donner de la consistance à la vitrée & au cristallin, ainsi qu'on vient de le dire, l'est aussi à faire dans l'œil la fonction de sur-peau dans l'organe du toucher ou du périglosse dans celui du goût.

La retine s'insere à la grande circonférence de la couronne cyliaire où elle se termine. Au principe de son épanouissement, elle fait le petit bouton moëlleux, si connu par l'expérience de mariotte.

Les tuniques extrêmement déliées, qui divisent la cavité de l'œil & forment des cellules aux humeurs dont elle est remplie, sont comme on voit les mêmes, qui, à l'origine du nerf optique, divisent & soutiennent la substance moëlleuse.

Telle est la structure de l'œil: mais il importe de considérer un instant quelques machines jointes à cet organe, pour perfectionner ses fonctions.

La cornée transparente doit également son poli à l'humeur aqueuse, qu'elle contient, & à la liqueur limpide qui l'arrose par déhors. Sans celle-ci, continuellement exposée à l'action de l'air, elle se terniroit, se dessécheroit, se rideroit bientôt, & cesseroit enfin de donner passage à la lumiere.

Cette liqueur limpide a sa source dans une glande platte, située aux côtés extérieur & supérieur de l'œil, d'où elle est versée par de petits conduits sur le devant de la cornée, & répandue ensuite par le mouvement des paupieres sur toute la surface apparente de cette membrane. Après avoir servi à la polir, elle est chariée vers le grand angle de l'œil par les rebords saillants des paupieres, qui séparément font l'office de goutiere, conjointement celui de piston.

Pour voir distinctement à toute distance, outre la diaphanéité de ses liqueurs & de ses tuniques, l'œil a encore besoin la faculté de s'allonger ou se racourir, suivant l'éloignement des objets.

Quand on regarde un objet éloigné, on abaisse la paupiere sur la cornée ; l'œil alors se retire vers le fond de l'orbite par la contraction de ses muscles droits : ces muscles garnissent en même temps ce fond de leurs ventres gonflés, & tirant par leurs tendons l'hémisphere antérieur contre le postérieur, ils applatissent l'organe entier par ses poles, & rapprochent ainsi le cristallin de la choroide.

QUAND on regarde un objet voisin, les paupieres se dilatent, & l'œil s'avance hors de l'orbite. Pressé alors par ses muscles latéraux suivant son équateur, il s'allonge par ses poles: la couronne cylaire se contracte en même temps, & ramene vers l'axe la portion du globe qui lui est attachée; par-là elle contribue à l'allonger d'autant, & à mettre une plus grande distance entre la choiroide & le cristallin.

CETTE puissance qu'à l'œil de changer de forme réside dans ses muscles, peut-être aussi dans les fibres cyliaires qui environnent le cristallin.

TOUS les mouvements de cet organe, s'exécutent à l'aide de six muscles, dont il est comme matelassé. Ces muscles naissent du fond de l'orbite, près le trou de l'angle formé par la division des lames de la dure-mere. Quatre d'entr'eux dirigent son globe en haut, en bas & de côté; l'accord de tous lui donne les mouvements obliques.

Quoique l'œil paroisse se mouvoir comme s'il étoit tiré de différens côtés, il n'a cependant qu'un mouvement de rotation autour de son centre.

Des sens de la faim & de la soif.

On croit le nombre des sens restraint à cinq: ignorants, érudits, tous sont d'accord sur cet article, & l'ont toujours été. L'opinion est si universelle, si forte, qu'on ne pensa jamais (que je sache) à la soupçonner de faux: ce seroit-même s'afficher que de vouloir l'examiner. Oserai-je le dire toutefois, elle me paroit erronée, & elle doit paroître telle à quiconque examine la nature sans prévention.

Outre

OUTRE les ſens dont nous venons de parler, on peut en compter deux autres, deſtinés tous deux à nous faire ſentir le beſoin d'aliments: la faim & la ſoif. Les ſenſations qui portent l'animal à chercher ſa nouriture ſont leurs objets: l'eſtomac eſt l'organe de la premiere; l'eſtomac conjointement avec l'œſophage, celui de la derniere.

LA faim & la ſoif ne ſont point des ſenſations du goût, diſtinctes par certaines nuances, comme celles des ſaveurs le ſont entr'elles: dans celles-ci, on reconnoit toujours un fond qui leur eſt propre & qui manque aux autres.

ELLES n'appartiennent pas non plus au toucher; ou même à l'organe général du ſentiment: il n'y a rien de commun entre ces ſenſations, rien qui ſe reſſemble; on y remarque au contraire des différences ſi frapantes, qu'il eſt impoſſible de ne pas les regarder comme propres à des organes particuliers.

Erreur! nous crient quelques Physiologistes modernes, Erreur! vous prenez pour une espece différente de sensations, de simples modifications de celle du goût, & la continuité du même organe particulier.

Que veulent-ils dire, avec leurs modifications? Que sont, je vous prie, les sensations du goût, de l'odorat, de l'ouie, de la vue, que des modifications de celles du toucher? Et leur organe, qu'est-ce autre chose que celui du tact-même diversement modifié?

Ils citent à l'appui de leur assertion l'unité d'organe & l'identité d'objet de ces sensations. „ L'estomac & l'œsophage organes de la soif & de la faim sont, suivant eux, une continuation des membranes de la bouche organe du goût." Que s'ensuit-il? La membrane, qui tapisse le nez, n'est-elle pas de même une continuation de celle qui tapisse la bouche, l'œsophage, l'estomac? Inférerons nous delà l'identité de leurs ſenſations? Et n'eſt-il pas évident que partir de cette analogie pour conclure que la faim, la ſoif & le goût ſont trois ſenſations du même organe, c'eſt ſe tromper groſſiérement? D'ailleurs cette identité d'organe, qu'ils alléguent avec tant de confiance, eſt-elle bien réelle? N'eſt elle pas au contraire manifeſtement démentie par le fait? puiſque les mamelons de l'œſophage & de l'eſtomac ne diſtinguent point les ſaveurs, comme font ceux de la langue & du palais.

La raiſon tirée de l'identité d'objet n'eſt pas plus concluante. Ils veulent que les objets de ces ſenſations ſoient les mêmes: il eſt vrai que ce ſont toujours les aliments; mais ces objets ne ſont-ils pas de même communs aux autres ſens? La langue ne les ſavoure-t'-elle pas? Les doigts ne les palpent-ils pas? L'œil ne les apperçoit-il pas? Les ſenſations doivent-elles donc être semblables, parceque leur objet est en quelque sorte commun?

Tous ces argumens, qu'on nous oppose, ne sont pas simplement futils; ils portent encore à faux. Car si les objets du goût, de la faim & de la soif paroissent les mêmes à l'observateur superficiel: cela est bien différent pour celui qui examine les choses de près. On sait, que les sels tant fixes que volatils, sont le principe salin des aliments qui produit la faim & la soif: la soif est causée par la sécheresse des glandes de l'œsophage & du ventricule; la faim par l'action des sucs digestifs-mêmes sur les membranes de l'estomac.

Non seulement les aliments n'agissent point par les mêmes principes dans ces cas qu'on nous dit similaires; mais ils agissent d'une maniere tout à fait opposée. Les saveurs sont des sensations d'un organe qui jouit de son objet; la faim &

la soif, des sensations d'un organe qui en est privé. Faut-il maintenant quelque chose de plus pour être persuadé qu'elles sont totalement différentes?

APRÈS avoir allégué à l'appui de leur opinion l'unité d'organe & l'identité d'objet, nos Physiciens citent en preuve une prétendue harmonie entre ces sensations. „ On observe" (ce sont eux qui parlent) „ on observe une certaine harmonie en„ tre le goût, la faim & la soif. Si la „ bouche a de l'aversion pour un mets, „ le gosier ne se resserre t'il pas à l'appro„ che de ce mets qui a déplu à la bou„ che, & l'estomac ne rejette-t'il pas „ ceux qui lui répugnent? Le goût est „ d'autant plus flatté, que l'estomac est „ plus irrité par la faim, & plus on a „ de plaisir à manger, plus on desire: „ ces deux besoins s'appaisent de même."

SI nous voulions pousser jusques dans leur dernier retranchement les partisans de ce systême, nous rejeterions comme fausses les observations dont ils l'étayent: car tout ce qui plait ou déplait à l'un de ces organes ne le fait pas toujours à l'autre. Tel aliment (13) qui répugne à l'estomac est souvent agréable à la bouche: tel autre (14) aussi qui répugne à la bouche, est souvent agréable à l'estomac.

MAIS outre que cette harmonie n'éxiste pas, nos auteurs donnent pour la réconnoître des signes équivoques, même faux: car ceux qu'ils regardent comme l'effet d'une sensation désagréable, sont presque toujours celui de l'imagination. Le gosier ne se resserre-t'il pas à l'approche d'un breuvage qui flatte le goût, mais dont la couleur deplait? Ne se resserre-t'il pas avant qu'on l'ait approché de la bouche. De son côté l'estomac ne se soulevet-'il pas, après avoir reçu certains aliments avec plaisir? La simple pensée

(13) Comme certains mets douceâtres.
(14) Comme les amers piquants.

qu'on, vient de manger d'un mets, pour lequel on a une répugnance, extrême ne suffit-elle pas pour le faire rendre? Et par une bizarrerie plus singuliere encore, le simple goût désagréable d'un mets, que l'estomac appete, n'excite t'il pas des nausées? Autrement cet organe donneroit des marques de répugnance pour des aliments qui lui plaisent.

CONCLUONS que le goût, la faim & la soif sont des sensations d'especes particulieres. Celles-ci mériteroient bien un article exprès, & ce ne seroit peut-être pas le moins curieux de cet ouvrage: mais cet examen n'entre pas dans le plan que que je me suis tracé. Je ne m'arreterai donc point à décrire la structure de leurs organes: j'observerai seulement qu'ils sont plus simples que ceux dont nous avons donné la description, & que leurs sensations ne sont pas distinguées en différentes classes comme celles du goût, par exemple, le sont en amer, aigre, doux:

elles ſont toutes homogenes & uniquement diſtinguées par leurs degrés d'intenſité, ſi l'on excepte, dans l'organe de la faim la ſeule ſenſation qu'on appelle *nauſée, mal de cœur.*

Réfutation du ſyſtême des Phyſiciens ſur le mécaniſme des ſenſations.

De combien de manieres diverſes le même ſens n'eſt-il pas affecté? Que de ſaveurs différentes dans les ſubſtances animales, dans les végétaux, dans les minéraux! Que de ſons différents dans les corps ſonores, & qu'elle diverſité de tons dans chaque ſon! Que de coloris, de figures, de dimenſions différentes dans les objets viſibles! Qu'elle variété d'images la lumiere ſeule avec l'ombre ne produit-elle pas? Qu'elle variété de teintes la combinaiſon du petit nombre de couleurs primitives ne produit-elle pas encore? Et

Et que ne dirois-je point, ſi je voulois parcourir les nuances variées du parfum des plantes, des fruits, des fleurs, & les différentes impreſſions des objets tactiles?

Nos ſenſations different prodigieuſement les unes des autres, ſans doute; mais comment ſe diſtinguent-elles? Quelle impreſſion leurs organes reçoivent-ils de tel & tel objet? Et quel mouvement le fluide nerveux reçoit-il de l'organe affecté pour porter à l'ame cette (15) impreſſion caractériſée?

Les Phyſiciens, qui ont entrepris de donner le mécaniſme des ſenſations, ont vainement tente d'éclaircir ce myſtere. Dans leur philoſophie bornée, jamais étonnés des phénomenes, ils rapportent tout au petit nombre de loix connues; comme ſi le plus ſouvent la nature ne ſe

(15) Je ne dis pas que les impreſſions des objets ſur nos organes ſoient la même choſe que ce qu'on déſigne par le mot ſenſation: mais puis qu'elles font naitre dans l'ame des ſenſations différentes, elles doivent néceſſairement varier les unes des autres: or c'eſt en quoi conſiſte cette différence qu'il s'agit d'expliquer.

ſervoit pas de moyens cachés pour faire ſon ouvrage. Auſſi, en voulant fixer la maniere dont les objets agiſſent ſur nos ſens & nos ſens ſur l'ame, n'ont-ils dit jusqu'à préſent que des choſes vagues & abſurdes. Ce n'eſt pas là une imputation gratuite ; mais une verité ſuſceptible d'une preuve rigoureuſe. Pour en être convaincu, il ſuffit de conſidérer le nombre prodigieux de ſenſations diverſes que nous épouvons, & le peu de moyens que nous concevons pour les produire. Quand on penſe que tous les changements, concevables dans l'organe, ſe réduiſent à ſon frottement, à ſon épanouiſſement, à ſa condenſation, à ſa ſection, l'on ſent aſſez combien ce petit nombre de cauſes eſt inſuffiſant pour expliquer les différences de tant d'effets.

A L'ÉGARD du fluide qui propage l'impreſſion reçue, ſes changements ſont renfermés dans des bornes plus étroites encore : car ici tout ſe réduit à un mouvement rectiligne ou curviligne plus ou moins acceleré ; puisqu'on ne peut concevoir que ces deux changements de direction dans un mobile. Or l'on sent encore mieux combien cela est insuffisant.

Ne nous contentons pas néanmoins d'indiquer les objets ; montrons les : suivons nos physiciens dans ce qu'ils ont publié de mieux sur cette matiere.

On peut mettre à leur tête l'éloquent auteur, de *l'Histoire naturelle*. M. De Buffon prétend que la différence de nos sensations ne vient que du plus ou moins grand nombre de filets nerveux qui composent nos sens, & de leur différente position.

Mais que ce philosophe nous dise donc comment le plus ou moins grand nombre de filets nerveux, leur position différente, & même toutes leurs propriétés connues peuvent produire cette variété de sensations qui nous étonne Qu'il rapproche ou qu'il éloigne ces filets, qu'il les éleve ou les abaisse à volonté ; si la partie eſt de même nature que le tout, il n'obtiendra de ces changements que la même ſenſation, plus ou moins vive, ſelon que ces petits organes ſeront plus ou moins rapprochés, plus ou moins ſaillants, c'eſt-à-dire plus ou moins expoſés à l'action des objets, & jamais des ſenſations entiérement différentes, comme celles de la vue le ſont de celles du goût.

MAIS entrons dans un examen détaillé du ſyſtême que nous réfutons, & commençons par le ſens du toucher.

TOUTE matiere aſſez conſiſtante pour ébranler les mamelons de la peau; voilà l'objet du tact.

OR ces organes ſont différemment affectés par le chaud, le froid, l'étendue, la dureté, la molleſſe, la liquidité &c.

CELUI (16) qui, pour éclaircir quelques uns de ces phénomenes, a dit „ la „ ſenſation de la chaleur eſt une ſorte „ d'ébranlement léger, de chatouillement

(16) Le Cat traité des ſenſations.

„ des parties nerveuſes, & un épanouiſ-
„ ſement de nos fluides, produits par
„ l'action modérée d'une mediocre quan-
„ tité de la matiere ſubtile qui compoſe
„ le feu, diſoit des mots; & ces mots
„ ne diſent rien du tout." Car qu'eſt-ce, je vous prie, que cette ſorte d'ébranlement léger, de chatouillement des parties nerveuſes? L'organe ne reſſent-il pas auſſi une ſorte d'ébranlement léger dans toute foible ſenſation de douleur ou de plaiſir? Les nerfs n'éprouvent-ils pas de même une ſorte de chatouillement, lorſqu'on paſſe délicatement par deſſus quelque corps liſſe? Comment donc l'ame diſtingue-t'elle ces impreſſions l'une de l'autre.

Les mots vagues d'ébranlement & de chatouillement ne déterminent donc pas la maniere, dont l'organe eſt affecté par le chaud. Celui d'épanouiſſement ne la détermine pas mieux. Il eſt conſtant que l'expansion des solides & la raréfaction des fluides accompagne toujours la chaleur : mais la chaleur ne les accompagne pas toujours. Dans le vuide, les solides d'un animal s'épanouissent extrêmement ; ses liqueurs se raréfient extrêmement aussi, au point même de rompre leurs vaisseaux : cependant loin d'acquérir de la chaleur, cet animal perd insensiblement la sienne propre. Sur les hautes montagnes, le tissu de nos organes est de même très-épanoui, toutefois nous y ressentons un froid très-piquant.

Concluons donc que malgré ce léger ébranlement, ce chatouillement délicat, cet épanouissement modéré des parties nerveuses, le mécanisme de la sensation de la chaleur est entiérement inconnu ; comme l'est celui de la sensation du froid, malgré ce resserrement des mamelons nerveux, & cette condensation des fluides, en quoi on la fait consister.

Les physiciens ne réussisent pas mieux à expliquer le mécanisme des sensations de plaisir & de douleur.

Ils font consister la premiere en un ébranlement léger & délicat des organes: la derniere en un ébranlement vif & fort. Cependant les saveurs foibles ne sont pas toutes agréables; les saveurs fortes ne sont pas toutes désagréables non plus. Il est des aliments doux-fades qui nous répugnent; & des aliments acres que nous recherchons. De même le doux parfum de la rose ne plait pas à tout le monde; il affecte désagreablement certaines femmes hystériques, tandis qu'elles font des odeurs amoniacales leurs delices. Mais quand il seroit vrai que tout ébranlement léger accompagne toujours les sensations de plaisir, & que toute sensation de douleur est inséparable d'un vif ébranlement; on n'en expliqueroit pas mieux pour cela le mécanisme : car les sensations varient d'un sens à l'autre ; elles varient aussi dans le même sens. Comment donc tant de divers effets seroient-ils produits par le même principe ? Ainsi après toutes ces doctes explications, on est toujours réduit à demander comment l'organe est-il affecté dans telle & telle sensation agréable ou douloureuse ?

On voit par là combien peu l'on connoit le mécanisme des sensations du toucher, même des plus grossieres.

Dans les autres sens, l'impression des objets se fait toujours par leur application sur l'organe affecté ; mais cette impression n'est pas simplement une sensation du tact. Ces sens ont donc tous une maniere propre d'appercevoir, outre celle du toucher : & c'est à cet égard sur-tout que nous n'avons rien, dans nos connoissances physiques, pour expliquer le mécanisme des sensations.

On prouve assez bien que les sels tant fixes que volatils sont le seul principe actif des saveurs, que les autres principes des corps sont insipides & ne servent par leurs divers mêlanges, qu'à modifier l'action du premier sur les mamelons de la langue. Ainsi toute la différence des saveurs doit se tirer de celle des sels qui entrent dans la composition des substances savoureuses.

On distingue les sels simples en deux especes générales: dans l'une on range les *alkalis*; dans l'autre, les *acides*; puis de leur mélange on en fait une troisieme qu'on nomme *sel neutre*: enfin on les divise chacune en sels fixes & en sels volatils, relativement au degré d'exhaltation de leurs particules.

Par la simple inspection, il conste que les sels sont tous composés de particules angulaires, de petits poligones plus ou moins composes; & il conste par l'expérience, que leurs particules conservent toujours leur figure primitive dans les liqueurs où ils font diffouts. Or c'eft avec les différents angles de ces corpuscules, que les phyficiens prétendent expliquer les fenfations des faveurs: voici comment ils s'y prennent.

„ Quand les fels introduits dans les „ pores de l'organe du goût ne font pas „ mitigés par quelque alliage, ils de„ viennent des efpeces d'épées, qui font „ des impreffions violentes; & on ap„ appelle défagréables ces impreffions, „ quand cette violence révolte la fubftan„ ce fenfitive: telles font pour l'ordinaire „ l'acre, l'acide, le falé, lorfqu'ils font „ fans mêlange."

„ Mais quand les fels font envelop„ pés par les parties huileufes & ful„ fureufes, de façon que leur tranchant „ eft entiérement caché, & que leurs „ pointes embaraffées ne peuvent qu'é„ branler légérement les houpes nerveu„ fes: alors cet ébranlement léger fait

„ une ſaveur douce; & elle eſt agréa-
„ ble, quand elle excite dans le fluide
„ ſenſitif cette émotion voluptueuſe qui
„ fait (17) l'eſſence du plaiſir. Tel eſt
„ pour l'ordinaire l'effet du ſucre, com-
„ poſé de ſels & de parties ſulfureuſes."

„ VOILA les deux ſaveurs oppoſées.
„ Il y a entre ces extrèmes, & de plus
„ dans chacun de ces extrêmes, des va-
„ riétés ſans nombre."

APRÈS ce chef-d'œuvre, n'ont ils pas raiſon de s'applaudir de leurs ſuccès? Mais où eſt l'homme judicieux qui puiſſe ſe contenter de ce ridicule verbiage? A part le défaut de raiſonnement appellé *cercle vicieux* dans l'école, qui ſe fait ſi fort ſentir dans le leur; n'eſt il pas évident qu'ils confondent les objets, les ſenſations d'apre & de doux au goût

(17) Quand on penſe comment des hommes, eſtimables à tant d'égards par leurs lumieres & leur jugement, ont pu s'abuſer eux-mêmes juſqu'à donner cet impertinent galimathias pour des raiſons, on s'étonne des bizarres inconſéquences de l'eſprit humain. Le beau champ pour des déclamateurs!

avec celles d'apre & de doux au (18) toucher. Car en ſuppoſant que les ſels n'agiſſent ſur les mamelons linguals que par l'application de leurs angles plus ou moins aigus, plus ou moins émouſſés, comme ils le prétendent; on comprend bien comment ces angles produiſent ſur ces organes une ſenſation rêche, variée dans ſes degrés d'aſperité & parfaitement ſemblable à celle qu'ils produiroient ſur les mamelons cutanés: ſenſation également produite par une ſubſtance inſipide que par une ſubſtance ſavoureuſe: mais on ne comprend point, comment ils produiſent celles des ſaveurs. Appliquez ſur la langue un morceau de ſucre: d'abord il y produira comme ſur la peau une impreſſion rêche: bientôt cette impreſſion fera place à une autre plus vive & d'une nature tout à fait différente. C'eſt celle-ci qui eſt propre à l'organe du goût

(18) Il n'y a point de mot en françois pour déſigner le doux au toucher, le *lenis* des Latins.

& dont les phyſiciens n'expliquent point le mécaniſme avec leurs pointes ſalines, plus ou moins enveloppées.

MAIS après de pénibles efforts pour faire quadrer ce beau ſyſtême avec quelques phénomenes: voyez comme ils ſe tirent adroitement des pas les plus épineux avec un ſimple trait de plume. „ Voilà les (19) deux ſaveurs oppoſées „ (diſent-ils): il y a entre ces deux extrêmes des variétés ſans nombre."

C'EST-A-DIRE, voilà les ſecrets de la nature dévoilés dans les cas les plus importants, ou ſi l'on veut, voilà les principes trouvés, il ne s'agit que d'en faire l'application. Hé! quoi de plus facile, quand, on a ſaiſi une méthode auſſi lumineuſe?

MAIS en faiſant ainſi réſulter des angles ſalins les ſenſations du goût, com-

(19) Je rapporte les propres paroles d'un auteur célebre, qui a raſſemblé dans ſon livre tout ce qui a été publié ſur cet article par les phyciſiens les plus diſtingués.

ment expliquer la diverſité prodigieuſe des ſaveurs? Car la différence de ces angles eſt aſſez peu conſidérable. Je dis plus; en admettant cette hypotheſe, voilà toutes ces ſenſations reſtreintes à une ſeule. Donnez aux corpuſcules des ſels telle figure qu'il vous plaira; faites-en des pyramides, des cubes, des ſphéroides des octoëdres; toujours eſt-il certain qu'ils ne peuvent produire qu'une impreſſion plus ou moins vive, à meſure que leurs angles ſont plus ou moins aigus.

AJOUTEZ que dans ce ſyſtême, il n'y a plus de raiſon pourquoi les ſels ſont les ſeuls principes actifs des ſaveurs; car la partie terreuſe ou ſulfureuſe des mixtes eſt auſſi compoſée de corpuſcules angulaires.

IL eſt donc démontré qu'on ignore encore comment les mamelons de la langue ſont affectés dans telle & telle ſenſation.

SUIVANT les phyſiciens, les ſels ſont

le principe des odeurs comme ils ſont celui des ſaveurs, avec cette différence qu'ils produiſent toujours leur effet ſur l'organe du goût : au lieu qu'ils doivent être volatils pour le produire ſur celui de l'odorat.

D'APRÈS cela, on ſent bien que les loix connues de la phyſique ne ſont pas plus heureuſes à montrer en quoi conſiſte l'impreſſion des corps odorans que celle des corps ſavoureux.

AU premier coup d'œil, elles le paroiſſent d'avantage dans les phénomenes de l'ouie : mais on les trouve tout auſſi peu ſatisfaiſantes quand on éxamine la choſe de près.

LE ſon eſt produit par le trémouſſement des corps ſonores. Ce trémouſſement eſt compoſé du frémiſſement de toutes les parties intégrantes & de l'oſcillation du corps entier.

DANS le premier cas, ces parties s'approchent & s'éloignent alternativement les unes des autres avec une viteſſe prodigieuſe. Dans le dernier, il arrive entre les ſurfaces ce qui arrive entre les parties : par exemple, une cloche qui ſonne devient ovale en ſens contraires, de même qu'une corde qui vibre ſe courbe en deçà & en delà de ſa direction naturelle. Or l'un & l'autre de ces mouvements produit le ſon : tel eſt le ſyſtême généralement reçu.

A L'ÉGARD de la différence des tons, les phyſiciens la tirent de celle des vibrations, tant des ſurfaces que des parties.

DEUX cordes de même matiere, de même diamêtre, de même longueur & égalements tendues, rendent chacune le même ſon.

RACOUCISSEZ de moitié l'une de ces cordes, ſans changer ſon degré de tenſion, & elle ſonnera l'octave au-deſſus de l'autre.

FAITES vibrer deux cordes de même matiere & également tendues, mais d'inégale

gale grosseur ; la plus grosse rendra un son plus grave : en tendant davantage cette corde, vous diminuerez la gravité de ce son, & vous la mettrez à l'unisson (20) de la plus petite. Toute vibration longue & lente donne donc le son grave : tandis que toute vibration courte & prompte donne le son aigu.

Si l'on fait vibrer une corde de violon, de viole, de violoncelle &c. doucement ou avec force, en pinçant simplement la corde ou en apuyant de l'archet, elle rendra les mêmes tons dans la même position du doigté ; mais des sons plus ou moins forts, comme la voix sur le même ton, en forçant ou modérant l'impulsion de l'air, paroît plus ou moins pleine.

De ces observations, les physiciens ont conclu que le genre du son est dé-

(20) Il ne faut pourtant pas croire que cette corde montée à l'unisson de l'autre, en rendant le même ton, rende aussi le même son : ce son est toujours plus grave, c'est ce qu'on peut vérifier en faisant sonner séparement les cordes d'un violon, d'une viole, d'un violoncelle &c. mises à l'unisson par le doigté.

terminé par la nature des corps ſonores, les divers tons par la fréquence du trémouſſement, & leur force par la grandeur des vibrations.

Le ſon eſt dans le fluide qui le porte à l'oreille, ce qu'il eſt dans les corps ſonores: mais ce fluide n'eſt point l'air que nous reſpirons; car le ſon de la plus groſſe cloche ne communique pas le moindre mouvement (21) à la flamme d'une chandelle voiſine; tandis que le plus petit ſouffle l'agite violemment.

Deux cordes de même matiere, de même diametre, de même longueur &

(21) A cette preuve on peut en joindre d'autres tirées de la propagation du ſon.

Les vibrations du fluide remué par les corps ſonores, quoique très-promptes, ne laiſſent pas d'emploier un temps conſidérable pour ſe tranſmettre dans le lointain.

On a déterminé par des expériences exactes l'eſpace que le ſon parcourt en un temps donné. Par celles de l'Académie des ſciences, il conſte, qu'il ſe tranſmet avec la même viteſſe quand il eſt fort & quand il eſt foible; lorſqu'il parcourt un grand eſpace & lorſqu'il en parcourt un petit, durant la nuit & durant le jour, dans les temps pluvieux & dans les temps ſereins. Puis donc que le fluide qui ſert à le propager ne varie point avec les différents changements de l'atmoſphere, il doit être tout à fait différent de l'air, & partout d'égale dencité.

tendues au même point, rendent exactement les mêmes tons : alors toutes leurs vibrations s'accordent & frappent l'air ensemble : ces tons sont donc produits par des vibrations égales.

Si vous prenez deux instrumens de même espece, montés avec des cordes semblables, & exactement mis à l'unisson ; en faisant vibrer à vuide une corde de l'un, vous verrez aussitôt vibrer la corde respective de l'autre. Celle-ci est donc agitée par les vibrations du fluide que celle-là remue.

Lorsqu'on touche à la fois deux cordes d'un instrument accordé à la quinte, on entend distinctement leurs tons : cependant il est prouvé, que l'une d'entr'elles a trois vibrations ; tandis que l'autre n'en a que (22) deux. La même cho-

(22) Par le principe du raccourcissement des cordes, l'octave est le produit de la moitié de sa longueur ; la quine, celui des deux-tiers ; la tierce, celui des quatre-cinquiemes. &c.

ſe arrive donc au véhicule des ſons. Or comme il n'eſt pas poſſible que le même fluide ait en même temps trois vibrations diſtinctes, d'une part, & deux, de l'autre, ſans qu'elles ſe confondent ou s'entre-détruiſent: la néceſſité des faits oblige d'admettre deux fluides différents où ces vibrations ſe faſſent ſans mêlange.

Ce qui arrive dans l'accord de la quinte, arrive dans tous les accords: & comme il n'eſt aucun ton qui ne puiſſe faire harmonie avec quelqu'autre, on eſt néceſſité à admettre autant de fluides particuliers qu'il y a de tons différens dans un même ſon.

Non ſeulement cela. L'oreille diſtingue aiſément dans un orcheſtre, quelque fourni qu'il ſoit, le ſon de chaque inſtrument; & l'oreille bien exercée ſent leur accord dans l'exécution d'une ſymphonie: & lorſqu'il y a quelque diſſonnance, il n'eſt pas rare de voir le maître de muſique indiquer l'endroit d'où elle vient.

La néceſſité des faits oblige donc encore d'admettre autant de divers fluides deſtinés à propager les vibrations ſonores qu'il y a dans la nature de ſons & de tons différents.

Voilà la doctrine des ſons éclaircie: mais ſeulement hors de l'organe: & autant cette théorie eſt claire, autant leur impreſſion ſur l'organe même eſt obſcure & inconnue.

Les vibrations ſonores ſe propagent juſqu'à l'oreille: la conque les ramaſſe, elles affectent le tympan: celui-ci trémouſſe, & ſon trémouſſement ſe communique aux fluides internes. Ainſi il y a dans l'oreille des oſcillations produittes au ſujet de celles du dehors: mais rien ne prouve que ces oſcillations doivent être ſemblables. Nous ne ſavons point comment pluſieurs vibrations peuvent à la fois ſe communiquer à une ſeule membrane ſans ſe confondre: nous ne concevons pas même que cela soit possible. Premiere difficulté insurmontable dont les physiciens ne disent mot.

D'abord on ignore comment les sons se conservent avec leurs degrés de force respectifs, mais observez que le son n'est pas au-dehors ce qu'il est dans l'organe de l'ouie La sensation excitée par une vibration sonore n'est point ce frémissement produit sur le fluide qui correspond. Admettons toutefois leur identité, il ne restera encore que trop de phénomenes inexplicables dans le mécanisme de ces sensations.

On conçoit comment un fluide dont les oscillations sont plus ou moins longues, plus ou moins fréquentes, doit produire sur le tympan des ébranlements proportionnels: mais on ne conçoit pas de même comment dans une multitude de sons qui le frappent à la fois, il peut récevoir vingt, trente, quarante impressions qui l'ébranlent chacune d'une différente maniere.

On ne conçoit pas non plus comment le tympan peut récevoir quatre impressions différentes dans chaque son: car lorsqu'on touche une corde de quelque instrument, on y distingue, outre le ton fondamental l'octave, la tierce & la quarte couvertes par ce ton. Autre difficulté, qui rend la précedente plus épineuse encore, & dont les physiciens ne disent toujours mot.

Mais quand elles n'existeroient pas, nous n'en serions guere plus avancés; puisque jusqu'à présent le son n'a point encore agi sur l'organe immédiat de l'ouie.

La membrane du labyrinthe, disent les physiologistes, est l'organe des sons en général: & c'est sur cette membrane que leurs fluides internes communiquent leur impression. Comment ferons-nous agir ces fluides? Dans notre façon de concevoir les choſes, aucun deux ne peut que communiquer ſes oſcillations à l'organe; & comme des oſcillations ſont toujours des oſcillations, elles ne ſauroient varier qu'en force & en viteſſe: voilà donc tous les ſons reduits à un ſeul plus ou moins vif, plus ou moins grave. Inſurmontable difficulté; mais ce n'eſt rien encore.

On nous dit que „ le limaçon eſt l'or„ gane des tons, comme le labyrinthe eſt „ celui des ſons; & que par ſa ſtructure, „ chaque ton y trouve une partie corres„ pondante; car comme ils ſuivent une „ progreſſion continue, cette progreſſion „ ne peut ſe trouver que dans une figure „ ſpirale propriété particuliere au lima„ çon." Accordons cela. Puis pour expliquer ce mécaniſme, on conclut que „ cha„ que ton remue la partie correſpondante „ de cet organe, comme leurs fluides ne „ remuent que les cordes qui leur corres„ pondent." Qu'un fluide ne remue que ce ce qui est à son unisson, ce phénomene est concevable dans un tout isolé, j'en conviens : mais il est absolument incompréhensible dans une portion d'un tout continu. Comment se figurer jamais que cette portion frémisse seule, sans entrainer dans son mouvement les parties contigues ? Comment donc avons-nous la sensation distincte d'un ton ?

DANS un concert, l'oreille est frappée à la fois par autant de fluides qu'il y a d'instruments dans l'orchestre, ou plutôt qu'il y a de tons dans chaque mesure de la symphonie Il se fait donc alors dix, vingt, trente impressions différentes, plus ou moins, & conséquemment autant de vibrations différentes dans les tuniques du limaçon. Ainsi voilà les parties d'un même tout, quoiqu'intimement unies entr'elles, vibrant en même temps de diverses manieres, les unes fortement, les autres doucement ; les, unes avec lenteur, les autres avec viteſſe; les unes par repriſes, les autres ſans intervalle.

Lorsque divers inſtruments ſonnent à la fois, l'oreille les diſtingue par les ébranlements des parties du limaçon qui leur correſpondent, en y ſuppoſant, avec les Phyſiologiſtes, un point correſpondant à chaque ſon particulier: mais quand pluſieurs inſtruments de même eſpece & montés avec des cordes ſemblables ſonnent à l'uniſſon, comment les diſtingue-t'elle; car pour le coup, il n'y a dans cette tunique qu'un ſeul point qui corresponde à tous ces tons?

Pesez ces difficultés, & jugez enſuite du jour que nos connoiſſances phyſiques répandent là deſſus.

Nous ne pouvons du tout rendre raiſon des phénomenes de l'ouie, & croyez-vous qu'il ſoit plus facile d'expliquer les merveilles de la viſion? Mais ne tranchons pas cette queſtion, réſolvons-là.

Un objet n'eſt viſible qu'autant qu'il envoye de la lumiere.

Le mouvement imprimé à la lumiere par les corps lumineux ou ceux qui la réfléchiſſent ſe nomme vibration; & ce mouvement ſe fait toujours en ligne droite.

La matiere de la lumiere eſt compoſée de pluſieurs rayons colorés: leur mélange en forme de mixtes, nuancés différemment ſelon qu'il y entre plus des uns que des autres; & par un phénomene ſingulier, l'union de toutes ces couleurs primitives forme le blanc.

Les rayons réfléchis des divers points de la ſurface d'un corps, & réunis ſur un plan liſſe, y forment l'image de cette ſurface.

Lorsqu'un corps ne réfléchit que tels & tels rayons, ſon image n'a que telle & telle teinte.

Jusqu'ici tout eſt clair, on comprend ſans effort comment la lumiere peint les objets ſur la choroïde avec leur coloris ; mais qu'elle impreſſion produit-elle ſur cet organe ? Comment les différentes couleurs l'affectent-elles ? Voilà ce qu'on ne comprend point ; & ce que les phyſiciens n'ont garde d'expliquer.

On ſait ce qui arrive aux rayons de lumiere, en traverſant les liqueurs de l'œil ; & de quelle maniere les objets s'y peignent renverſés. Comment donc les voyons nous tels qu'ils ſont dans la nature ?

On prétend que l'Ame rectifie ces ſenſations par celle du toucher, & qu'elle rapporte au bas de l'objet l'impreſſion reçue en haut, à droite l'impreſſion reçue à gauche : comme le fait un aveugle habitué à ſe conduire avec deux batons. Cela eſt bientôt dit : mais cela n'eſt pas ſi facile à prouver ou plutôt ce n'eſt là qu'un vain raiſonnement. L'ame (dit-on) rectifie la vue par le toucher : hé bien, je veux que l'on ſache par des expériences ſans replique, qu'elle apprend à juger de la position des objets; je veux même qu'elle s'habitue à le faire avec presteſſe. En voyant un homme marcher la tête en bas, nous ſaurons donc qu'il l'a placée en haut, & que ce que nous voyons à droite eſt à gauche: Mais enfin, malgré cette habitude, ces ſenſations à rectifier exiſtent: nous devrions donc voir les objets tels qu'ils ſe peignent dans l'œil, quoique la raiſon ſache les mettre à leur place. Nous devrions les voir quelquefois renverſés; cependant cela n'arrive jamais, pas même dans les plus grandes diſtractions.

QUAND nous regardons un objet avec les deux yeux, ſon image eſt double; neamoins elle nous paroît ſimple. Merveille incompréhenſible, qu'on prétend expliquer par la réunion de ces deux impreſſions dans le ſuc des nerfs: mais pour avoir dit qu'elles ſe confondent en une ſeule, le prodige eſt-il moins étonnant?

CONCLUONS que l'on ne connoit en aucune maniere le mécanisme de l'impression des objets sur les sens : & quand on le connoitroit, de quoi seroit-on avancé, si l'on ignore comment (23) l'organe affecté communique au fluide nerveux l'impression reçue, & celui-ci à l'ame. Or à cet égard nous n'avons absolument rien dans nos connoissances physiques pour rendre raison des phênomênes.

DANS l'organe l'étendue des objets se mesure par le nombre des points affectés :

(23) Les Physiologistes ne croient pas l'ignorer ; car ceux qui prétendent expliquer l'action des objets sur l'organe, prétendent expliquer aussi l'action de l'organe sur le fluide des nerfs. Ecoutons le plus fameux d'entr'eux. „ Quelques soient les impressions que ce fluide „ reçoit des organes, ce ne peut être que des modifica„ tions de sa substance. Or cette substance étant con„ tinuée dans toute l'étendue de l'animal, la modification „ excitée dans un coin de la machine, sera dans l'instant „ universelle parce que le suc nerveux est en fait de ma„ tiere tout ce qu'il y a de plus subtil. " Le bel éclaircissement ! Quand on nous dit que les impressions de l'organe sur ce fluide consistent dans des modifications, en connoissons nous mieux la nature ? Ces sages la connoissent-ils mieux eux-mêmes ? Et quand on leur demande en quoi consistent ces modifications, ne sont-ils pas reduits au silence ?

mais chaque point ne forme pas une filiere ; ainsi les impressions, que plusieurs reçoivent sont propagées par un conduit commun. Comment donc ne se confondent-elles pas? Comment parviennent-elles à l'ame nettes & distinctes?

L'OREILLE apperçoit dans le son d'une corde, outre le ton fondametal, l'octave, la quinte & la tierce couvertes par ce ton. Comment le fluide nerveux reçoit-il ces différences, & les conserve-t-il dans un mouvement uniforme.

L'OEIL apperçoit à la fois plusieurs objets; l'image produite sur la choroïde est transmise au fluide nerveux, & passe à l'ame par le nerf optique. Comment les impressions des divers points de cette membrane se communiquent-elles à ce fluide? Comment se réunissent-elles dans les filieres nerveuses sans altérer ni volume, ni forme; ni couleur. Nouveau phénomene plus inexplicable encore.

Mais quand tout feroit fimple jusqu'ici, le plus difficile refteroit à faire; car les fenfations ne font pas identiques avec leurs objets. L'impreffion excitée dans notre ame par la lumiere, les odeurs, le fon, n'ont rien de reffemblant à cette matiere lumineufe, à ces fils volatils, à ce trémouiffement produits par les corps fonores. Les objets agiffent fur les fens, les fens en reçoivent l'impreffion & la communiquent à l'Ame qui la modifie: comment donc ceffe-t-elle d'être mouvement pour devenir une de ces fenfations qu'on nomme *faveur*, *odeur* *couleur*? O ténebres impénétrables! C'eft ici vraiment que la fageffe eft confondue. Envain voudrions-nous lever le voile qui dérobe ces fecrets à nos foibles yeux. Puis donc que nous fommes réduits fur cet article à une ignorance invincible; laiffons-là des chofes que nous ne pouvons concevoir, & contentons-nous d'adorer.

Des sensations examinées par l'anatomie comparée.

JE parle de comparer nos sensations: mais le pouvons nous? Qui sait si les impressions que les hommes reçoivent des mêmes objets sont les mêmes? Prêtons-nous toutefois pour un moment à l'opinion vulgaire, admettons en l'identité, malgré qu'il soit impossible de la constater; & voyons si de la différente structure des organes des sens, nous ne pourrions pas déduire quelque différence dans l'impression des objets.

QUOIQUE le mécanisme des sensations nous soit absolument inconnu, nous connoissons pourtant quelques uns de leurs rapports. Nous sommes, par exemple, bien plus vivement affectés par la douleur que par le plaisir. Les liqueurs tempérées flattent le goût, quelles énervent lorsque leurs principes sont fort exhaltés. La douce lumiere rejouit la vue, qu'elle blesse lorsqu'elle est extrêmement vive. Le tonnerre grondant de loin rejouit les enfants, qu'il épouvante lorsqu'il éclatte violemment sur leurs têtes. Mais cette observation se fait mieux sentir sur l'organe du toucher que sur aucun autre. Tout dérangement considérable de parties, soit par froissement, tiraillement. section ou déssechement, produit de nécessité une sensation douloureuse: au lieu que les sensations agréables ne sont jamais accompagnées d'irritation. Dans le dernier cas, l'organe est donc plus légérement affecté que dans le premier. Cela est si vrai, que le plaisir se change en douleur, lorsque l'impression qui le produit acquiert trop de vivacité: au point où l'une commence, l'autre finit.

Nos sens ont un degré considérable de finesse; cela est certain: mais ce degré n'est pas égal chez tous les individus; même en laissant à part ceux dont le genre de vie a émoussé le sentiment; ceux à qui l'usage des mets acres ou des liqueurs fortes a blasé le goût; ceux à qui l'usage des odeurs violentes a détruit l'odorat; ceux à qui de rudes attouchements ont rendu l'organe du tact calleux; enfin ceux, qui à force de se servir de machines se sont ôté les moyens de connoître la délicatesse des organes, dont la nature les a doués.

A NE considérer que les autres. Quelle finesse étonnante d'ouie dans ces hommes qui jugent de la plénitude des vaisseaux, au bruit que les liqueurs transvasées font en tombant; ou qui distinguent dans un son ses divers tons harmoniques!

QUELLE finesse de tact dans ces Indiennes, dont les doigts savent régler uniformement *l'epaisseur* d'un fil qui échappe presque à la vue; dans ces hommes qui distinguent les couleurs au (24) tact,

(24) Tel étoit cet organiste Hollandois dont le second

& jugent de l'éloignement des corps à l'action de l'air ſur leur peau !

QUELLE fineſſe prodigieuſe d'odorat dans ces ſauvages qui ſuivent les bêtes à la piſte, & ſavent comme les chiens distinguer celle d'un autre homme ! Quelle ſubtilité d'odorat plus rare encore dans celui (26) qui diſtinguoit à l'odeur une fille d'une femme & une femme luxurieuſe d'une femme ſans tempéramment !

ENFIN, qu'elle fineſſe prodigieuſe de vue dans ces ſauvages, qui découvrent les vaiſſeaux en pleine mer, d'auſſi loin que d'autres peuvent le faire avec des lunettes d'approche !

LA délicateſſe des ſenſations dépend de la ſenſibilité de l'organe ; leur vivacité, de ſa ſenſibilité, & de l'impreſſion des objets.

volume des obſervations de phyſique fait mention ; tel étoit ſanderſon profeſſeur de Mathematique à Oxford, & tel étoit l'aveugle de Puiſeau.

(25) Les Negres des Antilles diſtinguent la piſte d'un nègre de celle d'un françois · & les ſauvages de l'Amérique diſtinguent la piſte d'un françois de celle d'un Eſpagnol.

(26) Le Religieux de Prague dont parle le Journal des ſavans de 1684.

La sensibilité de l'organe tient à celle de ses parties nerveuses : mais elle tient aussi à sa structure, comme nous allons le faire voir dans sa chaque sens en particulier.

Il n'y a de sensible dans la peau que les filets neuveux qui entrent dans son tissu.

Le réseau, que forme le dépouillement de leur premiere tunique, est fort propre sans doute à récevoir l'impression des objets tactiles ; mais leurs extrémités, qui s'élevent entre les mailles de ce réseau en forme de mamelons, sont susceptibles d'une impression bien plus forte. Ainsi, moins elles sont enfoncées dans leurs gaines ou chargées de parois & plus les sensations ont d'énergie. Premiere raison de la différente finesse du tact dans les divers individus.

Le corps muqueux ne sert qu'à modérer l'impression des objets sur les mamelons qu'il récouvre. Plus il est mince, plus auſſi ſont vives les ſenſations. J'en dis autant du ſur-peau. Autre raiſon de la différente fineſſe du tact dans les divers individus.

Les glandes ſituées ſous le cuir fourniſſent aux mamelons cutanés une lymphe propre à leur donner de la ſoupleſſe & du reſſort. Plus cette lymphe eſt fournie en quantité convenable, plus les ſenſations ont de vivacité. Nouvelle raiſon de la différente fineſſe, du tact dans les divers individus.

L'impression des ſubſtances ſavoureuſes ſe fait par application ſur leur organe: mais la ſenſation propre à cet organe n'a lieu qu'autant que ces ſubſtances ſont ſolubles. Dans celles même qui le ſont, le principe des ſaveurs englobé par tous les autres, ne peut agir librement que lorſque le mixte eſt diſſout: auſſi le ſens du goût eſt il pourvu par la nature d'un diſſolvant convenable.

Le défaut total de ce diſſolvant rendroit nulle l'impreſſion des corpuſcules ſalins ; il ne faut pourtant pas en conclure que plus il abonde, mieux ſe faſſe cette impreſſion. Trop de ſuc ſalivaire noieroit ces ſels & briſeroit leur activité ; trop peu ne les développeroit pas aſſez, & ne les porteroit pas dans les papilles nerveuſes : une juſte quantité eſt donc la plus propre à produire de vives ſenſations.

Les mamelons de la langue ſont recouverts du périgloſſe ; & l'on ſent bien que la fineſſe de ce ſur-peau ajoute à la délicateſſe de ces ſenſations.

Les mamelons du milieu de la langue ſont plus longs & plus chargés de parois, que ceux de la circonférence : ils ont d'ailleurs des gaines plus épaiſſes & plus ſpongieuſes ; auſſi conſervent-ils plus long-temps les principes des ſaveurs, mais ils ſont plus long-temps à s'en affecter. Au contraire ceux de l'extrêmité de la langue, étant plus à nud, ſentent dès l'inſtant & avec force l'impreſſion des ſubſtances ſavoureuſes : la vivacité des ſenſations tient donc encore à la poliſſure de ces organes.

COMME le principe des odeurs eſt volatil, il n'a beſoin d'aucun diſſolvant pour produire ſon impreſſion. Les vapeurs odorantes ſont apportées par l'air dans la cavité du nez où la reſpiration l'oblige de paſſer & répaſſer ſans ceſſe. Plus cette cavité eſt grande, plus ces vapeurs agiſſent en maſſe, plus conſéquemment leur impreſſion eſt forte : auſſi les animaux, qui excellent par l'odorat, ont-ils les cornets du nez beaucoup plus grands que ceux chez qui ce ſens eſt moins parfait. Cela ſe remarque encore dans l'enchifrénement & le rhume de cerveau ; indiſpoſitions où la membrane pituitaire eſt fort engorgée. Or cet engorgement rétrecit la cavité du nez & affoiblit l'odorat. Quand les parois de cette cavité ſont prêtes à ſe toucher l'odorat eſt preſque détruit : il l'eſt tout à fait, lorſqu'elles ſe touchent immédiatement.

DES

DES glandes, dont la membrane pituitaire est tapissée, filtre une humeur muqueuse qui l'arrose, maintient ses papilles dans la souplesse nécessaire à leurs fonctions, & la défend contre l'action de l'air qui tend à la dessécher: mais en mettant à couvert cette membrane contre l'action de l'air, la pituite la met de même à couvert contre l'action trop vive des vapeurs odorantes. Ainsi plus elle abonde, moins est forte leur impression. Voilà pourquoi l'on odore mieux immédiatement après s'être mouché, & pourquoi l'on n'a presque point d'odorat dans les premieres années de la vie; car alors les sérosités superflues prennent leur cours par le nez comme par la bouche.

TELLES sont les principales causes de la différence de vivacité & de délicatesse dans les sensations du tact, du goût & de l'odorat: examinons maintenant celles qui contribuent à rendre les sensations de l'ouie plus ou moins ſortes, plus ou moins délicates.

COMME la conque eſt deſtinée à raſſembler les vibrations ſonores : plus elle eſt (27) grande, mieux ſe fait l'ouie.

CE que je dis des grandes oreilles, je le dis des oreilles bien bordées.

SI l'impreſſion des ſons varie avec la colomne de leurs fluides externes qui affectent le tympan ; elle doit encore plus varier avec le volume de leurs fluides internes, & être parconſéquent toujours proportionnée à la capacité des grottes de l'ouie.

RIEN n'eſt mieux fait pour remuer l'air contenu dans ces grottes, que les membranes tendues à leur entrée : mais parmi les divers degrés de tenſion dont elles ſont ſuſceptibles, il en eſt un plus propre que tout autre à la grandeur des vibrations. Ce degré tient le milieu en-

(27) C'eſt la raiſon pourquoi le lievre & l'âne ont l'ouie ſi fine.

tre les éxtrêmes. Trop tendues, ces membranes cédent peu & avec effort à l'action des corps sonores; elles ne réagissent donc que foiblement: trop peu tendues, elles cédent, il est vrai, avec aisance à cette action; mais manquant de ressort, elles réagissent de même foiblement. Dans ces deux cas, l'impression des sons n'est ni vive ni forte. La finesse de l'ouie varie donc aussi avec le degré de tension de ces membranes.

J'EN dis autant de leur degré d'obliquité, surtout de celui du tympan; car s'il étoit perpendiculaire au conduit, les vibrations éxternes seroient réfléchies de dessus cette tunique hors de l'oreille, & elles auroient peu d'effet.

UN autre raison de la différente force de ces impressions est tirée des parties de la tête, qui environnent l'organe de l'ouie. Moins cet organe est matelassé de graisse & de chairs: moins il a de points de contact mouſſes, & plus il eſt fortement ébranlé par les corps ſonores. Voilà pourquoi les oiſeaux, qui manquent de limaçon, ont cependant l'ouie aſſez fine (28); car leur tête n'eſt point matelaſſée de parties graſſes ou charnues, comme celle des autres animaux.

MAIS c'eſt aſſez s'étendre ſur cet article; paſſons à l'examen des cauſes de la différente délicateſſe des ſenſations de la vue.

QUOIQUE la choroïde (organe immédiat de la viſion) ſoit ſenſible à l'impreſſion de la lumiere, c'eſt l'œil lui-même qui doit donner aux rayons, que les objets lui envoyent, les modifications néceſſaires pour produire l'image de ces objets.

POUR être tranſmis à la choroïde,

(28) Les poiſſons, qui comme les oiſeaux manquent de limaçon & n'ont pas comme eux la tête ſonore, ſont inſenſibles à la muſique: tandis qu'elle affecte puiſſamment les autres animaux.

ces rayons exigent avant tout que les tuniques & les liqueurs, qu'ils ont à traverser, ſoient diaphanes.

Les tuniques de l'œil ſont juſqu'à certain point pellucides par elles-mêmes; mais elles ne jouiſſent de toute la diaphanéité néceſſaire, que lorſqu'elles ſont tendues & humectées. Cela ſe voit chez le nouveau né. Dans les premiers jours de la vie, comme les liqueurs n'abondent pas encore à l'œil, la cornée eſt ridée & peu tranſparente: auſſi la viſion ſe fait elle mal.

Ces liqueurs ſont filtrées du ſang par les artérioles qui s'ouvrent à la choroïde. Quoique le calibre de ces vaiſſeaux ſoit extrêmement petit, il ne l'eſt pourtant pas au même degré chez tous les individus. Dans le grand nombre, il ne laiſſe échapper qu'une lymphe très-ſubtile. Dans d'autres il laiſſe paſſer avec cette lymphe des particules fixes qui la rendent moins diaphane, & quelquefois aſſez opaque pour empêcher la vision, comme dans la cataracte. Ainsi, plus les liqueurs de l'œil abondent & plus elles sont pures, plus aussi la lumiere qui les pénetre est propre à porter sur la choroide l'image distincte des objets.

Pour que la vision se fasse bien, il faut d'abord que les rayons envoyés à l'œil traversent sans obstacle ses tuniques & ses liqueurs; mais cela ne suffit pas: ils ont encore besoin d'être rompus & rassemblés selon certaines loix.

On démontre en Optique qu'une image n'est distincte, qu'autant que les rayons qui la forment sont rassemblés dans le même ordre qu'ont les points de l'objet qui les réfléchissent, mais sans se confondre ou laisser de vuide entr'eux; il importe donc que leur foyer soit sur la choroïde: d'où il suit que la vision doit beaucoup varier avec les dimensions de l'œil.

QUELQUES anatomistes ont entrepris de donner ces dimensions, & ils ont cru les fixer au juste, malgré la difficulté de mesurer l'organe, même congelé: d'ailleurs ils ne les ont prises que sur un petit nombre de sujets, & elles varient considerablement dans les divers individus. Les uns ont le globe de l'œil plus ou moins oblong: les autres ont la cornée plus ou moins saillante, & le cristallin plus ou moins convexe. Dans ceux-ci, le cristallin est plus près de la choroïde; dans ceux-là, il est plus éloigné. La vision doit beaucoup varier aussi avec la densité des humeurs de l'œil.

CHEZ ceux qui ont la cornée transparente fort saillante, les humeurs fort denses, le cristallin fort convexe ou fort éloigné de l'uvée, la réfraction des rayons visuels est très-forte, ces rayons se rassemblent plutôt; le point où leur assemblage forme une image nette est donc en deça de la choroïde pour les objets vus (29) de loin: auſſi l'œil ne diſtingue-t-il que de fort près: c'eſt le cas du *myope*.

Au contraire chez ceux dont la cornée eſt peu ſaillante, les humeurs peu denſes, le criſtallin peu convexe ou peu éloigné de l'uvée, la réfraction des rayons viſuels eſt très-foible, ces rayons ſe reſſemblent plus-tard; le point où leur aſſemblage forme une image nette eſt donc au delà de la choroïde pour les objets vus de près: auſſi l'œil ne diſtingue-t'il que de loin. C'eſt le cas du *presbite*.

Pour voir à différentes diſtances, l'œil doit joindre à une configuration convenable la faculté de s'allonger, de ſe raccourcir & de diſpoſer le criſtallin à un juſte éloignement de la choroïde. Cette faculté réſide dans ſes muſcles; or elle n'eſt

(29) Les rayons ne ſont pas tous également refrangibles. Les mêmes rayons ne le ſont pas non plus également à toute diſtance: moins ils ſont prolongés; plus ils réſiſtent à leur réfraction. Cela eſt connu.

n'eſt certainement pas la même dans tous les individus.

C'est en abſorbant la lumiere que la choroïde en reçoit l'impreſſion: auſſi le velouté de cette tunique eſt-il communément imprégné d'une liqueur convenable. Dès qu'il ceſſe de l'être, il réfléchit les rayons qui y tombent; ces rayons s'éparpillent dans l'œil & y ſont balottés: il y a donc alors une confuſion étrange, ſans aucune image (30) diſtincte. Du plus ou moins beau noir de cet enduit dépend donc en partie la netteté de la viſion.

Mais le velouté de la choroïde n'eſt pas noir chez tous les individus. Il y a des hommes qui l'ont (31) rouge, & ces hommes-là voient mal. D'autres l'ont griſâtre, & ceux-ci voient mal encore.

Le degré de ſenſibilité de l'organe met auſſi une grande différence dans les

(30) Voila pourquoi les vieillards ne voient plus avec la même netteté, que dans leurs jeunes ans.

(31) Les négres blancs ont l'iris, la prunelle & la choroïde, couleur de roſe.

ſenſations de la vue. Il y a des yeux pour leſquels, il n'eſt point de ténebres (32) proprement dites. Les obſervations (33) phyſiques rapportent l'exemple d'une femme qui voyoit clairement dans ſa chambre, huis-clos. Briggs connoiſſoit un homme qui liſoit des lettres à l'obſcurité; & moi même j'ai vu aux environs de Toulouſe un payſan dans le même cas. Mais pourquoi des faits particuliers, tandis que nous pouvons citer l'exemple d'une nation entiere? Les negres blancs ſont bleſſés par le grand jour, & ne voient bien que de nuit, comme le chat & la chouette.

Outre une extrême ſenſibilité de la choroïde, la viſion dans les ténebres exige une grande dilatation de la prunelle;

(32) Souvent l'inflammation des yeux les rend ſi ſenſibles, que la choroïde eſt ébranlée par la lumiere de la nuit, avec autant de force qu'elle l'eſt ordinairement par la lumiere du jour. Entre mille exemples de cette nature, on peut en voir un fort ſingulier dans le Journal des ſavants de 1677.

(33) Tome II. pag. 198.

car le nombre des rayons ſupplée en quelque maniere à leur défaut de force.

MAIS entre l'extrême ſenſibilité de l'œil qui ne voit que de nuit, & la ſenſibilité obtuſe de l'œil qui ne voit que de jour, il eſt pluſieurs degrés, dont chacun met quelque diverſité dans les ſenſations de la vue.

VOILÀ en gros les cauſes de la différente force & délicateſſe de ces ſenſations : mais leurs différences ne ſe bornent pas là, il en eſt de plus importantes encore.

COMMENT conſtater ces différences, dira quelqu'un ? Nous connoiſſons bien de quelle maniere les objets affectent nos ſens : mais pour juger des ſenſations des autres, celles qui ſont en nous ne ſuffiſent pas. L'objection eſt concluante, ſans doute ; toutefois juſqu'à certain point ; car quoiqu'il ne nous ſoit pas poſſible de juger par ſentiment des ſenſations des autres, nous pouvons cependant à divers égards juger de leur diſſemblance, par celle des phénomenes. Or il faudroit n'avoir jamais obſervé la nature pour ignorer que le même objet ne fait pas ſur tous les hommes la même impreſſion de douleur ou de plaiſir, & que leurs goûts varient prodigieuſement.

A PART ces goûts nationaux de beauté, qui n'ont d'autre ſource que l'amour propre : à part auſſi ces goûts qui viennent de la rareté des choſes ou d'une certaine façon de penſer : à part encore ces goûts qui dépendent du hazard ou de l'habitude. A ne conſiderer que ceux qui tiennent à la nature, il eſt conſtant qu'il eſt des ſenſations agréables à certains individus & déſagreables à d'autres. Le parfum (34) de la roſe ne plait pas

(34) J'ai été témoin plusieurs fois des défaillances volontaires & de tout le petit manége que mettent en œuvre les jolies femmes pour s'attirer l'attention. Mais à ne parler que des femmes qui ſont au-deſſus des minauderies de leur ſexe : j'en ai vu pluſieurs que telle ou telle odeur incommodoit. J'en ai vu une entr'autres, dont l'extrême repugnance pour celle du melon étoit connue, ſe trouver réellement mal en entrant dans une chambre

à tous les nez: le goût de l'ananas ne flatte pas tous les palais, & il eſt des oreilles inſenſibles aux (35) diſſonances. Ces variétés ne peuvent venir que d'une diſpoſition d'organes: car ſi la différente ſtructure des ſens établit la différence des ſenſations; la différence des ſenſations prouve à ſon tour la différente ſtructure des ſens.

Il ne ſeroit peut-être pas fort difficile de montrer toutes ces différences à l'aide de l'anatomie comparée, ſi le mécaniſme des ſenſations nous étoit mieux connu: nous connoiſſons pourtant aſſez la ſtructure des ſens pour en faire voir quel-

où l'on avoit caché quelques uns de ces fruits, à deſſein de l'éprouver

(35) L'oreille fauſſe en muſique ne vient pas, comme le prétend un philoſophe moderne, d'une inégalité de force dans les deux oreilles, tout l'effet de cette cauſe ſe réduiroit à une inégalité dans la force des vibrations ſonores; mais pour être plus foible l'une que l'autre, elles n'en ſeroient pas moins harmoniques: car deux inſtruments de même eſpece quoique de corps différents, ne produiſent aucune diſſonance, lorſqu'on les fait ſonner à l'uniſſon.

ques unes. Choiſſons pour cet effet celui de la vue, où ces phénomenes ſont plus ſenſibles.

Il eſt de fait que la lumiere prend la teinte du milieu qu'elle traverſe: le coloris des (36) objets doit donc s'alliéner à meſure que celui de leur image ſe mêle à la teinte des liqueurs des yeux. Or ces liqueurs ne ſont pas ſemblables chez tous les hommes. Dans le grand nombre, elles ſont limpides: mais chez des peuples entiers, elles tire ſur le jaune; chez d'autres, ſur le verd de mer.

Ce que je dis des milieux que la lumiere traverſe, je le dis des plans qui la reçoivent.

Si tous les yeux ne voient pas les objets également (37) colorés; ils ne les

(36) Je n'entre point ici dans la queſtion de la doctrine des couleurs: je ſuppoſe comme réel, ce qui peut-être n'eſt qu'apparent, pour me preter aux idées vulgaires.

(37) Il y a quelque choſe de plus ſurprenant encore: on voit des hommes qui ne diſtinguent point telle couleur de telle autre; M. Kleinkenberg. Commis au Bu-

voient pas non plus sous même volume. Dans l'œil, la grandeur des corps est déterminée par celle de l'angle visuel ; & la grandeur de cet angle dépend de la structure de l'œil & de la masse de ses humeurs comme des dimensions réelles des corps. Or c'est une suite des loix de la réfraction que les objets soient sous un plus grand angle, à mesure que les yeux sont plus oblongs, (38) & plus gros.

reau d'Hollande ne sauroit distinguer le verd du rouge. Le fils d'un Echevin d'Amsterdam ne distingue aucune demie-teinte, &c.

(38) L'œil oblong, où la vitrée se trouve d'un volume plus considérable que dans l'œil applati, est certainement *myope* ; à ce titre, il doit voir les objets sous un plus grand volume : mais l'œil peut-être *myope* par d'autres causes que le renflement de la vitrée, telles que la position du cristallin, la différente densité des humeurs, une moindre étendue de l'axe du globe, ou encore, une impuissance des muscles à donner à la cornée la figure nécessaire pour voir à toute distance. Ce doit-être par quelqu'une de ces raisons qu'il se trouve des hommes à vue courte, qui voient les objets plus petits de l'œil qui apperçoit de moins loin ; car toutes ces raisons contribuent à diminuer l'image & à la faire disparoître plutôt. Mais que les objets paroissent moins grands à l'œil applati qu'à l'œil oblong, cela est incontestable ; puisque celui-ci commence à les appercevoir dès que les faisceaux de lumiere trop divergents deviennent assez rassemblés, pour exprimer l'image distinctement ; tandis que celui-là ne les apperçoit que lorsque ces rayons trop rassemblés deviennent assez divergents, pour exprimer l'image avec netteté. Or il y a entre ces extrêmes tous les degrés de

Voilà pourquoi dans les temps d'apre gelée, ils paroiſſent plus petits que dans les temps chauds; à & un grand jour qu'à une douce lumiere; car la vive lumiere, comme le froid oblige l'organe de ſe contracter: alors l'Iris & la couronne cyliare ſe retreciſſent, les humeurs ſe condencent, le globe devient plus petit. Voilà pourquoi encore les enfants ne voyent ni d'auſſi loin que les adultes, ni ſi bien les petits objets.

L'OEIL oblong voit les objets ſous un plus gros volume; mais il embraſſe un moindre eſpace; il voit bien les petits objets; mal, les grands.

LE champ de viſion, eſt proportionné à l'étendue & à la convexité de la cornée tranſparente: il l'eſt auſſi à l'ouverture de l'Iris; car des rayons qui tombent ſur la cornée, il n'en parvient au

divergence que les rayons peuvent ſubir ſans ceſſer d'être propres à produire une image diſtincte: cela ſe voit par les différentes poſitions de la loupe dans la chambre obſcure.

fond de l'œil que ceux auxquels cette ouverture donne passage.

L'IRIS est un prolongement de la choroïde. Quand il est frappé d'une lumiere trop vive, il se contracte & laisse passer moins de rayons: ainsi le champ de la vision diminue. Au contraire l'Iris se dilate, quand la lumiere est foible: parce qu'alors la choroïde, n'étant pas affectée vivement, n'a que son ton organique; il entre dans plus de rayons dans l'œil & le champ de la vision augmente. Or la plus ou moins grande ouverture de la prunelle dépend du plus ou moins de sensibilité de l'œil, comme de sa constitution primitive.

IL est donc évident que les hommes ne voyent les objets ni de la même couleur ni de même volume, & qu'ils n'en voyent pas non plus le même nombre à la fois.

AJOUTONS ici quelques observations générales.

On peut juger de la délicatesse des sens par celle de leurs objets. Ainsi, en comparant le matieres crasses aux sels dissous, principe des saveurs, les parties fixes aux parties volatiles, principe des odeurs, les volatils aux fluides des sons, & ceux-ci à la matiere de la lumiere; on doit conclure que le toucher est le plus grossier de tous; la vue, le plus délicat.

Ces rapports peuvent être regardés comme absolus: mais il en est de rélatifs entre un sens & un autre, & ces derniers ne suivent pas toujours les premiers. Dans tel homme, l'ouie seule est d'une délicatesse extrême: dans tel autre, c'est l'odorat.

Non-seulement le même sens n'est pas toujours le plus fin chez tous les hommes: mais les deux yeux de la même tête n'ont pas toujours un égal degré de force ou de sensibilité.

De la durée des ſenſations.

L'IMPRESSION des objets ſur nos ſens n'eſt pas ſubitement détruite, elle s'affoiblit par dégrés, & n'eſt éteinte qu'après être parvenue à ſa plus foible nuance. Mais la durée des ſenſations eſt fort courte, lorſque l'organe n'eſt que légérement affecté; elle l'eſt moins, lorſqu'il eſt affecté fortement. Frappé par des objets éclatants l'œil reçoit une impreſſion ſi profonde, qu'il porte leur image ſur-tout ce qui environne; ſouvent après avoir regardé le ſoleil, on continue à voir ſon diſque pendant pluſieurs ſecondes.

TOUTEFOIS cette durée n'eſt pas la même pour chaque ſens. L'impreſſion de la lumiere dure plus que celle des ſons. Pour s'en aſſurer, il ne faut que réfléchir ſur des phénomenes fort connus. Un fer rougi tourné en moulinet fait voir un cercle lumineux, quoiqu'il n'exiſte en même temps que dans un ſeul point de ce cercle.

De même, une fusée volante forme à la vue une longue trace de feu, on voit donc en même temps sa premiere & sa derniere image : & l'intervalle entre ces extrêmes ne laisse pas d'être considérable. L'oreille saisit de bien plus petits intervalles. Voilà pourquoi des couleurs qui se succedent rapidement ne produisent pas des sensations aussi distinctes, qu'une suite de sons également rapides.

L'impression des corps odorans & savoureux, dure à proportion plus encore que celle des objets visibles : car lorsque l'organe a été affecté de quelque saveur ou odeur violente, il ne distingue plus les autres, quelque lentement qu'elles se succedent. Mais de toutes nos sensations celle du toucher est la plus durable ; car la cuisson que cause une étincelle se fait sentir long-temps après que cette étincelle est éteinte.

De l'exercice des sens.

A CET égard, on obſerve que la continuité de tenſion des organes les fatigue étonnemment, tandis que leur tenſion interrompue les fatigue très-peu.

ON obſerve encore que les ſens ne ſont pas continuellement affectés: mais l'organe général du ſentiment n'eſt jamais ſans recevoir quelqu'impreſſion; car l'ame ſent toujours la diſpoſition où le Corps ſe trouve.

Des cauſes de la Mort.

JUSQU'ICI nous avons examiné le mécaniſme du Corps; jettons un coup d'œil ſur les cauſes de ſa deſtruction & conſidérons quelques moments la durée de la vie humaine.

L'HOMME meurt à tout âge. Au milieu des êtres qui l'euvironnent de toutes parts & des fluides qui le pénetrent sans cesse, il est exposé à mille maladies qui minent peu-à-peu sa santé, & la détruisent même quelquefois tout à coup: aussi parcourt-il rarement sa carriere d'un pas égal & ferme. Mais laissons à part l'examen des causes qui abregent ses jours, pour examiner celles qui rendent sa mort inévitable.

Nous avons prouvé contre l'opinion commune que la vie du Corps est indépendente (a) de l'ame; nous avons prouvé aussi qu'elle ne consiste que dans le jeu des (d) organes de la circulation; nous avons prouvé encore que ces organes jouent le rôle d'un corps élastique qui céderoit alternativement (e) à la pression de deux fluides; enfin nous avons prouvé que la circulation ne peut avoir lieu sans (f) un équilibre entre ces deux puissances: cherchons donc quels changements le temps produit sur le Corps pour rompre cet équilibre.

(a, d, e, f,) Voyez Section II. de ce Livre.

En ſervant aux fonctions des organes, nos liqueurs ſe diſſipent en partie par l'exhaltation de leurs principes, & elles s'alterent continuellement. Mais la nature a établi une voie propre à les réparer & à les purifier, à meſure qu'elles ſe diſſipent ou ſe dépravent. C'eſt donc dans quelque changement arrivé au ſyſtême des ſolides, qu'il faut chercher la cauſe de la mort.

Si l'on compare l'état des ſolides dans les différents âges, on les trouvera toujours extrêmement mols & ſouples dans les premiers temps de la vie: les fibres, la peau, les membranes, les cartilages, les os mêmes de l'embrion ne ſont que des filets d'une matiere ductile. Peu-à-peu ces parties prennent de la conſiſtance: à meſure que l'homme avance en age, elles deviennent plus (39) compac-

(39) On peut s'en aſſurer en comparant la peſanteur reſpective des muſcles, des nerfs, des os, dans un animal fait & un jeune animal de même eſpece, ou en comparant leur dureté après même degré de cuiſſon.

tes, elles fe deffèchent enfuite, fe reſſerent, fe retirent; jufqu'à ce que dans la vieilleffe, les chairs deviennent fort dures (40) les membranes cartilagineufes, les cartilages offeux, toutes les parties, plus rigides. Ainfi en perdant leur élaſticité les fibres ceffent peu-à-peu de fe prêter à l'action des liqueurs, & les mouvements deviennent de plus en plus difficiles. D'un autre côté, les nerfs, devenus trop compactes, ceffent de porter le fuc nerveux aux fibres, qui l'admettent à leur tour avec difficulté. Privés

(40) On diroit pourtant le contraire à en juger par l'attouchement; car il femble que les chairs perdent de leur fermeté en perdant de leur fraicheur. A mefure qu'on avance en age, il femble qu'elles deviennent plus molles; mais leur fermeté dans la jeuneffe dépend du reffort des fibres & de la tenfion de la peau, non de la denfité des folides; car tant que le corps prend de l'accroiffement, la peau eft bien tendue & les fibres ont beaucoup d'élafticité. Cette fermeté commence à diminuer, lorfque la graiffe furabondante recouvre les chairs; car cette couche graiffeufe eft plus molle que la fubftance charnue. Tandis que la graiffe augmente, la peau fe tend, mais elle fe flétrit dès que la graiffe vient à diminuer: alors la chair paroit molle & fade au tact. C'eft donc principalement à l'état de la peau qu'on attribuer la fermeté apparente des chairs durant la jeuneffe.

vés de ce fluide, ces organes perdent donc par degrés tout leur reſſort : d'où résulte une langueur universelle. La circulation ſe fait avec moins d'aiſance, la transpiration diminue, les ſécrétions s'alterent la digeſtion eſt plus laborieuſe, les ſucs nourriſſiers deviennent moins abondants, moins purs, moins propres à ſervir aux fonctions vitales. Le Corps meurt donc inſenſiblement, jusqu'à ce que dans l'extrême vielleſſe, ſes organes trop roides ne cedent plus à l'action des fluides, & le cours des liqueurs ceſſe pour toujours. Ainſi, tandis que toutes les machines de l'art périſſent par la perte de leur ſubſtance, la machine animale ſeule perit par addition de ſolidité.

Cette cauſe, qui doit un jour détruire le jeu de nos organes, commence à agir dès le premier inſtant de leur formation, & non lorſqu'ils ſont arrivés à leur entier développement, comme le prétendent quelques Phyſiciens. Mais ces funeftes effets font d'abord infenfibles. Tant que le corps n'a pas encore acquis toute fon étendue en hauteur, ce principe deftructif le mene à fon point de perfection; il lui donne plus de nobleffe de force, d'activité, & femble même l'éloigner de la mort où il le conduit lentement. Arrivé à ce point, il fe paffe encore quelque temps avant qu'on apperçoive des changements facheux; mais enfin ces changements fe font fentir: le corps fe charge d'un volume inutile, peu-à-peu il perd fa vigueur, fa légéreté, fa fenfibilité, & l'homme commence à fentir le poids des ans. Bientôt ces effets deviennent plus marqués; les membres s'appefantiffent & fe roidiffent de plus en plus; toutes les parties fe déffechent, fe retirent, fe rident; les mouvements, continuent à devenir plus pénibles: le corps perd enfin l'ufage de fes membres, & les organes pour toujours ceffent de fe mouvoir.

C'EST ainſi que la vie s'eteint par degrés inſenſibles.

LES recherches, qui nous ont occupés juſqu'ici paroîtront à la plus part des lecteurs peu intéreſſantes : qu'on n'aille pas néamoins les regarder comme un point de théorie ſpéculative qui n'intéreſſe que la curioſité : elles ont un objet plus important qu'elles ne ſemblent au premier coup d'œil. C'eſt cette théorie de l'économie animale, juſqu'à préſent ſi mal expoſée, ſi peu ſuivie, à peine même miſe au rang des connoiſſances néceſſaires, qui doit nous fournir l'explication des phénomenes étonnants de l'eſprit humain. C'eſt la connoiſſance des reſſorts ſecrets du jeu de nos organes qui peut ſeule nous découvrir les principes de l'influence merveilleuſe qu'on obſerve entre l'ame & le corps, nous introduire dans le ſanctuaire de la nature, & nous dévoiler ſes profonds myſteres. Sans elle, rien ne peut ſe comprendre. Réduits alors à ſuivre aveuglément la foible lueur que nous fournit une expérience vague, tous les efforts que nous pourrions faire pour percer ces ténébres feroient vains, & les lumieres que nous tirerions de ce pénible travail ne ferviroient qu'à nous étonner fans nous inftruire. Séparer la connoiffance anatomique de la *fcience de l'homme*, c'eft non-feulement arracher d'un arbre une branche qui y eft naturellement attachée, mais encore en couper la racine.

En traitant du mécanifme du Corps, j'ai étudié la Nature; c'eft des faits les plus inconteftables que toutes mes obfervations font prifes, que tous mes principes font déduits. Je me fuis arrêté long-temps à les établir, parceque ces principes font le fondement de mon fyftême; & que dans un ouvrage où la nouveauté eft toujours traitée de paradoxe, il importe de pofer une bafe folide.

FIN DU TROISIEME VOLUME.

www.ingramcontent.com/pod-product-compliance
Ingram Content Group UK Ltd.
Pitfield, Milton Keynes, MK11 3LW, UK
UKHW020212250726
13967UKWH00003B/1417